PERSONAL

Name: _____

Height: _____ Weight: ___

Address: _____
_____

MW01489522

ALLERGIES

Medication or Allergy Trigger	Reaction

EMERGENCY CONTACT

Name: _____ Phone: _____

Alternative Phone: _____ Relationship: _____

DOCTORS & SPECIALIST INFORMATION

PRIMARY CARE PHYSICIAN

Name: _____ Phone: _____

Address: _____

PHARMACIST

Name: _____ Phone: _____

Address: _____

EYE DOCTOR

Name: _____ Phone: _____

Address: _____

DENTIST

Name: _____ Phone: _____

Address: _____

SPECIALIST (_____)

Name: _____ Phone: _____

Address: _____

NOTES

Week _____   Weight _____

Date	Meal	BLOOD SUGAR		Notes
		Before	After	
MON ___/___/___ **Feeling** ☆☆☆☆☆	Breakfast			
	Lunch			
	Dinner			
	Bedtime			
TUE ___/___/___ **Feeling** ☆☆☆☆☆	Breakfast			
	Lunch			
	Dinner			
	Bedtime			
WED ___/___/___ **Feeling** ☆☆☆☆☆	Breakfast			
	Lunch			
	Dinner			
	Bedtime			
THU ___/___/___ **Feeling** ☆☆☆☆☆	Breakfast			
	Lunch			
	Dinner			
	Bedtime			
FRI ___/___/___ **Feeling** ☆☆☆☆☆	Breakfast			
	Lunch			
	Dinner			
	Bedtime			
SAT ___/___/___ **Feeling** ☆☆☆☆☆	Breakfast			
	Lunch			
	Dinner			
	Bedtime			
SUN ___/___/___ **Feeling** ☆☆☆☆☆	Breakfast			
	Lunch			
	Dinner			
	Bedtime			

Week _____   Weight _____

Date	Meal	BLOOD SUGAR		Notes
		Before	After	
MON	Breakfast			
__/__/__	Lunch			
Feeling	Dinner			
☆☆☆☆☆	Bedtime			
TUE	Breakfast			
__/__/__	Lunch			
Feeling	Dinner			
☆☆☆☆☆	Bedtime			
WED	Breakfast			
__/__/__	Lunch			
Feeling	Dinner			
☆☆☆☆☆	Bedtime			
THU	Breakfast			
__/__/__	Lunch			
Feeling	Dinner			
☆☆☆☆☆	Bedtime			
FRI	Breakfast			
__/__/__	Lunch			
Feeling	Dinner			
☆☆☆☆☆	Bedtime			
SAT	Breakfast			
__/__/__	Lunch			
Feeling	Dinner			
☆☆☆☆☆	Bedtime			
SUN	Breakfast			
__/__/__	Lunch			
Feeling	Dinner			
☆☆☆☆☆	Bedtime			

Week _____   Weight _____

| Date | Meal | BLOOD SUGAR | | Notes |
		Before	After	
MON	Breakfast			
_/_/_	Lunch			
Feeling	Dinner			
☆☆☆☆☆	Bedtime			
TUE	Breakfast			
_/_/_	Lunch			
Feeling	Dinner			
☆☆☆☆☆	Bedtime			
WED	Breakfast			
_/_/_	Lunch			
Feeling	Dinner			
☆☆☆☆☆	Bedtime			
THU	Breakfast			
_/_/_	Lunch			
Feeling	Dinner			
☆☆☆☆☆	Bedtime			
FRI	Breakfast			
_/_/_	Lunch			
Feeling	Dinner			
☆☆☆☆☆	Bedtime			
SAT	Breakfast			
_/_/_	Lunch			
Feeling	Dinner			
☆☆☆☆☆	Bedtime			
SUN	Breakfast			
_/_/_	Lunch			
Feeling	Dinner			
☆☆☆☆☆	Bedtime			

Week _____   Weight _____

| | | BLOOD SUGAR | | |
Date	Meal	Before	After	Notes
MON	Breakfast			
__/__/__	Lunch			
Feeling ☆☆☆☆☆	Dinner			
	Bedtime			
TUE	Breakfast			
__/__/__	Lunch			
Feeling ☆☆☆☆☆	Dinner			
	Bedtime			
WED	Breakfast			
__/__/__	Lunch			
Feeling ☆☆☆☆☆	Dinner			
	Bedtime			
THU	Breakfast			
__/__/__	Lunch			
Feeling ☆☆☆☆☆	Dinner			
	Bedtime			
FRI	Breakfast			
__/__/__	Lunch			
Feeling ☆☆☆☆☆	Dinner			
	Bedtime			
SAT	Breakfast			
__/__/__	Lunch			
Feeling ☆☆☆☆☆	Dinner			
	Bedtime			
SUN	Breakfast			
__/__/__	Lunch			
Feeling ☆☆☆☆☆	Dinner			
	Bedtime			

Week _____ Weight _____

Date	Meal	BLOOD SUGAR		Notes
		Before	After	
MON ___/___/___ Feeling ☆☆☆☆☆	Breakfast			
	Lunch			
	Dinner			
	Bedtime			
TUE ___/___/___ Feeling ☆☆☆☆☆	Breakfast			
	Lunch			
	Dinner			
	Bedtime			
WED ___/___/___ Feeling ☆☆☆☆☆	Breakfast			
	Lunch			
	Dinner			
	Bedtime			
THU ___/___/___ Feeling ☆☆☆☆☆	Breakfast			
	Lunch			
	Dinner			
	Bedtime			
FRI ___/___/___ Feeling ☆☆☆☆☆	Breakfast			
	Lunch			
	Dinner			
	Bedtime			
SAT ___/___/___ Feeling ☆☆☆☆☆	Breakfast			
	Lunch			
	Dinner			
	Bedtime			
SUN ___/___/___ Feeling ☆☆☆☆☆	Breakfast			
	Lunch			
	Dinner			
	Bedtime			

Week _____   Weight _____

| Date | Meal | BLOOD SUGAR | | Notes |
		Before	After	
MON	Breakfast			
__/__/__	Lunch			
Feeling	Dinner			
☆☆☆☆☆	Bedtime			
TUE	Breakfast			
__/__/__	Lunch			
Feeling	Dinner			
☆☆☆☆☆	Bedtime			
WED	Breakfast			
__/__/__	Lunch			
Feeling	Dinner			
☆☆☆☆☆	Bedtime			
THU	Breakfast			
__/__/__	Lunch			
Feeling	Dinner			
☆☆☆☆☆	Bedtime			
FRI	Breakfast			
__/__/__	Lunch			
Feeling	Dinner			
☆☆☆☆☆	Bedtime			
SAT	Breakfast			
__/__/__	Lunch			
Feeling	Dinner			
☆☆☆☆☆	Bedtime			
SUN	Breakfast			
__/__/__	Lunch			
Feeling	Dinner			
☆☆☆☆☆	Bedtime			

Week _____ Weight _____

Date	Meal	BLOOD SUGAR		Notes
		Before	After	
MON	Breakfast			
__/__/__	Lunch			
Feeling	Dinner			
☆☆☆☆☆	Bedtime			
TUE	Breakfast			
__/__/__	Lunch			
Feeling	Dinner			
☆☆☆☆☆	Bedtime			
WED	Breakfast			
__/__/__	Lunch			
Feeling	Dinner			
☆☆☆☆☆	Bedtime			
THU	Breakfast			
__/__/__	Lunch			
Feeling	Dinner			
☆☆☆☆☆	Bedtime			
FRI	Breakfast			
__/__/__	Lunch			
Feeling	Dinner			
☆☆☆☆☆	Bedtime			
SAT	Breakfast			
__/__/__	Lunch			
Feeling	Dinner			
☆☆☆☆☆	Bedtime			
SUN	Breakfast			
__/__/__	Lunch			
Feeling	Dinner			
☆☆☆☆☆	Bedtime			

Week _____   Weight _____

Date	Meal	BLOOD SUGAR		Notes
		Before	After	
MON ___/___/___ Feeling ☆☆☆☆☆	Breakfast			
	Lunch			
	Dinner			
	Bedtime			
TUE ___/___/___ Feeling ☆☆☆☆☆	Breakfast			
	Lunch			
	Dinner			
	Bedtime			
WED ___/___/___ Feeling ☆☆☆☆☆	Breakfast			
	Lunch			
	Dinner			
	Bedtime			
THU ___/___/___ Feeling ☆☆☆☆☆	Breakfast			
	Lunch			
	Dinner			
	Bedtime			
FRI ___/___/___ Feeling ☆☆☆☆☆	Breakfast			
	Lunch			
	Dinner			
	Bedtime			
SAT ___/___/___ Feeling ☆☆☆☆☆	Breakfast			
	Lunch			
	Dinner			
	Bedtime			
SUN ___/___/___ Feeling ☆☆☆☆☆	Breakfast			
	Lunch			
	Dinner			
	Bedtime			

Week _____   Weight _____

Date	Meal	BLOOD SUGAR		Notes
		Before	After	
MON	Breakfast			
__/__/__	Lunch			
Feeling	Dinner			
☆☆☆☆☆	Bedtime			
TUE	Breakfast			
__/__/__	Lunch			
Feeling	Dinner			
☆☆☆☆☆	Bedtime			
WED	Breakfast			
__/__/__	Lunch			
Feeling	Dinner			
☆☆☆☆☆	Bedtime			
THU	Breakfast			
__/__/__	Lunch			
Feeling	Dinner			
☆☆☆☆☆	Bedtime			
FRI	Breakfast			
__/__/__	Lunch			
Feeling	Dinner			
☆☆☆☆☆	Bedtime			
SAT	Breakfast			
__/__/__	Lunch			
Feeling	Dinner			
☆☆☆☆☆	Bedtime			
SUN	Breakfast			
__/__/__	Lunch			
Feeling	Dinner			
☆☆☆☆☆	Bedtime			

Week _____ Weight _____

Date	Meal	BLOOD SUGAR		Notes
		Before	After	
MON	Breakfast			
__/__/__	Lunch			
Feeling	Dinner			
☆☆☆☆☆	Bedtime			
TUE	Breakfast			
__/__/__	Lunch			
Feeling	Dinner			
☆☆☆☆☆	Bedtime			
WED	Breakfast			
__/__/__	Lunch			
Feeling	Dinner			
☆☆☆☆☆	Bedtime			
THU	Breakfast			
__/__/__	Lunch			
Feeling	Dinner			
☆☆☆☆☆	Bedtime			
FRI	Breakfast			
__/__/__	Lunch			
Feeling	Dinner			
☆☆☆☆☆	Bedtime			
SAT	Breakfast			
__/__/__	Lunch			
Feeling	Dinner			
☆☆☆☆☆	Bedtime			
SUN	Breakfast			
__/__/__	Lunch			
Feeling	Dinner			
☆☆☆☆☆	Bedtime			

Week _____   Weight _____

Date	Meal	BLOOD SUGAR		Notes
		Before	After	
MON	Breakfast			
__/__/__	Lunch			
Feeling	Dinner			
☆☆☆☆☆	Bedtime			
TUE	Breakfast			
__/__/__	Lunch			
Feeling	Dinner			
☆☆☆☆☆	Bedtime			
WED	Breakfast			
__/__/__	Lunch			
Feeling	Dinner			
☆☆☆☆☆	Bedtime			
THU	Breakfast			
__/__/__	Lunch			
Feeling	Dinner			
☆☆☆☆☆	Bedtime			
FRI	Breakfast			
__/__/__	Lunch			
Feeling	Dinner			
☆☆☆☆☆	Bedtime			
SAT	Breakfast			
__/__/__	Lunch			
Feeling	Dinner			
☆☆☆☆☆	Bedtime			
SUN	Breakfast			
__/__/__	Lunch			
Feeling	Dinner			
☆☆☆☆☆	Bedtime			

Week _____   Weight _____

Date	Meal	BLOOD SUGAR		Notes
		Before	After	
MON	Breakfast			
__/__/__	Lunch			
Feeling	Dinner			
☆☆☆☆☆	Bedtime			
TUE	Breakfast			
__/__/__	Lunch			
Feeling	Dinner			
☆☆☆☆☆	Bedtime			
WED	Breakfast			
__/__/__	Lunch			
Feeling	Dinner			
☆☆☆☆☆	Bedtime			
THU	Breakfast			
__/__/__	Lunch			
Feeling	Dinner			
☆☆☆☆☆	Bedtime			
FRI	Breakfast			
__/__/__	Lunch			
Feeling	Dinner			
☆☆☆☆☆	Bedtime			
SAT	Breakfast			
__/__/__	Lunch			
Feeling	Dinner			
☆☆☆☆☆	Bedtime			
SUN	Breakfast			
__/__/__	Lunch			
Feeling	Dinner			
☆☆☆☆☆	Bedtime			

Week _____   Weight _____

Date	Meal	BLOOD SUGAR		Notes
		Before	**After**	
MON	Breakfast			
__/__/__	Lunch			
Feeling	Dinner			
☆☆☆☆☆	Bedtime			
TUE	Breakfast			
__/__/__	Lunch			
Feeling	Dinner			
☆☆☆☆☆	Bedtime			
WED	Breakfast			
__/__/__	Lunch			
Feeling	Dinner			
☆☆☆☆☆	Bedtime			
THU	Breakfast			
__/__/__	Lunch			
Feeling	Dinner			
☆☆☆☆☆	Bedtime			
FRI	Breakfast			
__/__/__	Lunch			
Feeling	Dinner			
☆☆☆☆☆	Bedtime			
SAT	Breakfast			
__/__/__	Lunch			
Feeling	Dinner			
☆☆☆☆☆	Bedtime			
SUN	Breakfast			
__/__/__	Lunch			
Feeling	Dinner			
☆☆☆☆☆	Bedtime			

Week _____   Weight _____

Date	Meal	BLOOD SUGAR		Notes
		Before	After	
MON __/__/__ Feeling ☆☆☆☆☆	Breakfast			
	Lunch			
	Dinner			
	Bedtime			
TUE __/__/__ Feeling ☆☆☆☆☆	Breakfast			
	Lunch			
	Dinner			
	Bedtime			
WED __/__/__ Feeling ☆☆☆☆☆	Breakfast			
	Lunch			
	Dinner			
	Bedtime			
THU __/__/__ Feeling ☆☆☆☆☆	Breakfast			
	Lunch			
	Dinner			
	Bedtime			
FRI __/__/__ Feeling ☆☆☆☆☆	Breakfast			
	Lunch			
	Dinner			
	Bedtime			
SAT __/__/__ Feeling ☆☆☆☆☆	Breakfast			
	Lunch			
	Dinner			
	Bedtime			
SUN __/__/__ Feeling ☆☆☆☆☆	Breakfast			
	Lunch			
	Dinner			
	Bedtime			

Week _____   Weight _____

| Date | Meal | BLOOD SUGAR | | Notes |
		Before	After	
MON	Breakfast			
__/__/__	Lunch			
Feeling	Dinner			
☆☆☆☆☆	Bedtime			
TUE	Breakfast			
__/__/__	Lunch			
Feeling	Dinner			
☆☆☆☆☆	Bedtime			
WED	Breakfast			
__/__/__	Lunch			
Feeling	Dinner			
☆☆☆☆☆	Bedtime			
THU	Breakfast			
__/__/__	Lunch			
Feeling	Dinner			
☆☆☆☆☆	Bedtime			
FRI	Breakfast			
__/__/__	Lunch			
Feeling	Dinner			
☆☆☆☆☆	Bedtime			
SAT	Breakfast			
__/__/__	Lunch			
Feeling	Dinner			
☆☆☆☆☆	Bedtime			
SUN	Breakfast			
__/__/__	Lunch			
Feeling	Dinner			
☆☆☆☆☆	Bedtime			

Week _____   Weight _____

Date	Meal	BLOOD SUGAR		Notes
		Before	After	
MON	Breakfast			
__/__/__	Lunch			
Feeling	Dinner			
☆☆☆☆☆	Bedtime			
TUE	Breakfast			
__/__/__	Lunch			
Feeling	Dinner			
☆☆☆☆☆	Bedtime			
WED	Breakfast			
__/__/__	Lunch			
Feeling	Dinner			
☆☆☆☆☆	Bedtime			
THU	Breakfast			
__/__/__	Lunch			
Feeling	Dinner			
☆☆☆☆☆	Bedtime			
FRI	Breakfast			
__/__/__	Lunch			
Feeling	Dinner			
☆☆☆☆☆	Bedtime			
SAT	Breakfast			
__/__/__	Lunch			
Feeling	Dinner			
☆☆☆☆☆	Bedtime			
SUN	Breakfast			
__/__/__	Lunch			
Feeling	Dinner			
☆☆☆☆☆	Bedtime			

Week _____   Weight _____

Date	Meal	BLOOD SUGAR		Notes
		Before	After	
MON	Breakfast			
__/__/__	Lunch			
Feeling	Dinner			
☆☆☆☆☆	Bedtime			
TUE	Breakfast			
__/__/__	Lunch			
Feeling	Dinner			
☆☆☆☆☆	Bedtime			
WED	Breakfast			
__/__/__	Lunch			
Feeling	Dinner			
☆☆☆☆☆	Bedtime			
THU	Breakfast			
__/__/__	Lunch			
Feeling	Dinner			
☆☆☆☆☆	Bedtime			
FRI	Breakfast			
__/__/__	Lunch			
Feeling	Dinner			
☆☆☆☆☆	Bedtime			
SAT	Breakfast			
__/__/__	Lunch			
Feeling	Dinner			
☆☆☆☆☆	Bedtime			
SUN	Breakfast			
__/__/__	Lunch			
Feeling	Dinner			
☆☆☆☆☆	Bedtime			

Week _____   Weight _____

| | | BLOOD SUGAR | | |
Date	Meal	Before	After	Notes
MON	Breakfast			
__/__/__	Lunch			
Feeling	Dinner			
☆☆☆☆☆	Bedtime			
TUE	Breakfast			
__/__/__	Lunch			
Feeling	Dinner			
☆☆☆☆☆	Bedtime			
WED	Breakfast			
__/__/__	Lunch			
Feeling	Dinner			
☆☆☆☆☆	Bedtime			
THU	Breakfast			
__/__/__	Lunch			
Feeling	Dinner			
☆☆☆☆☆	Bedtime			
FRI	Breakfast			
__/__/__	Lunch			
Feeling	Dinner			
☆☆☆☆☆	Bedtime			
SAT	Breakfast			
__/__/__	Lunch			
Feeling	Dinner			
☆☆☆☆☆	Bedtime			
SUN	Breakfast			
__/__/__	Lunch			
Feeling	Dinner			
☆☆☆☆☆	Bedtime			

Week _____   Weight _____

		BLOOD SUGAR		
Date	Meal	Before	After	Notes
MON	Breakfast			
__/__/__	Lunch			
Feeling	Dinner			
☆☆☆☆☆	Bedtime			
TUE	Breakfast			
__/__/__	Lunch			
Feeling	Dinner			
☆☆☆☆☆	Bedtime			
WED	Breakfast			
__/__/__	Lunch			
Feeling	Dinner			
☆☆☆☆☆	Bedtime			
THU	Breakfast			
__/__/__	Lunch			
Feeling	Dinner			
☆☆☆☆☆	Bedtime			
FRI	Breakfast			
__/__/__	Lunch			
Feeling	Dinner			
☆☆☆☆☆	Bedtime			
SAT	Breakfast			
__/__/__	Lunch			
Feeling	Dinner			
☆☆☆☆☆	Bedtime			
SUN	Breakfast			
__/__/__	Lunch			
Feeling	Dinner			
☆☆☆☆☆	Bedtime			

Week _____   Weight _____

Date	Meal	BLOOD SUGAR		Notes
		Before	After	
MON ___/___/___ Feeling ☆☆☆☆☆	Breakfast			
	Lunch			
	Dinner			
	Bedtime			
TUE ___/___/___ Feeling ☆☆☆☆☆	Breakfast			
	Lunch			
	Dinner			
	Bedtime			
WED ___/___/___ Feeling ☆☆☆☆☆	Breakfast			
	Lunch			
	Dinner			
	Bedtime			
THU ___/___/___ Feeling ☆☆☆☆☆	Breakfast			
	Lunch			
	Dinner			
	Bedtime			
FRI ___/___/___ Feeling ☆☆☆☆☆	Breakfast			
	Lunch			
	Dinner			
	Bedtime			
SAT ___/___/___ Feeling ☆☆☆☆☆	Breakfast			
	Lunch			
	Dinner			
	Bedtime			
SUN ___/___/___ Feeling ☆☆☆☆☆	Breakfast			
	Lunch			
	Dinner			
	Bedtime			

Week _____   Weight _____

| Date | Meal | BLOOD SUGAR | | Notes |
		Before	After	
MON	Breakfast			
__/__/__	Lunch			
Feeling	Dinner			
☆☆☆☆☆	Bedtime			
TUE	Breakfast			
__/__/__	Lunch			
Feeling	Dinner			
☆☆☆☆☆	Bedtime			
WED	Breakfast			
__/__/__	Lunch			
Feeling	Dinner			
☆☆☆☆☆	Bedtime			
THU	Breakfast			
__/__/__	Lunch			
Feeling	Dinner			
☆☆☆☆☆	Bedtime			
FRI	Breakfast			
__/__/__	Lunch			
Feeling	Dinner			
☆☆☆☆☆	Bedtime			
SAT	Breakfast			
__/__/__	Lunch			
Feeling	Dinner			
☆☆☆☆☆	Bedtime			
SUN	Breakfast			
__/__/__	Lunch			
Feeling	Dinner			
☆☆☆☆☆	Bedtime			

Week _____   Weight _____

		BLOOD SUGAR		
Date	**Meal**	**Before**	**After**	**Notes**
MON __/__/__ Feeling ☆☆☆☆☆	Breakfast			
	Lunch			
	Dinner			
	Bedtime			
TUE __/__/__ Feeling ☆☆☆☆☆	Breakfast			
	Lunch			
	Dinner			
	Bedtime			
WED __/__/__ Feeling ☆☆☆☆☆	Breakfast			
	Lunch			
	Dinner			
	Bedtime			
THU __/__/__ Feeling ☆☆☆☆☆	Breakfast			
	Lunch			
	Dinner			
	Bedtime			
FRI __/__/__ Feeling ☆☆☆☆☆	Breakfast			
	Lunch			
	Dinner			
	Bedtime			
SAT __/__/__ Feeling ☆☆☆☆☆	Breakfast			
	Lunch			
	Dinner			
	Bedtime			
SUN __/__/__ Feeling ☆☆☆☆☆	Breakfast			
	Lunch			
	Dinner			
	Bedtime			

Week _____   Weight _____

		BLOOD SUGAR		
Date	**Meal**	**Before**	**After**	**Notes**
MON __/__/__ **Feeling** ☆☆☆☆☆	Breakfast			
	Lunch			
	Dinner			
	Bedtime			
TUE __/__/__ **Feeling** ☆☆☆☆☆	Breakfast			
	Lunch			
	Dinner			
	Bedtime			
WED __/__/__ **Feeling** ☆☆☆☆☆	Breakfast			
	Lunch			
	Dinner			
	Bedtime			
THU __/__/__ **Feeling** ☆☆☆☆☆	Breakfast			
	Lunch			
	Dinner			
	Bedtime			
FRI __/__/__ **Feeling** ☆☆☆☆☆	Breakfast			
	Lunch			
	Dinner			
	Bedtime			
SAT __/__/__ **Feeling** ☆☆☆☆☆	Breakfast			
	Lunch			
	Dinner			
	Bedtime			
SUN __/__/__ **Feeling** ☆☆☆☆☆	Breakfast			
	Lunch			
	Dinner			
	Bedtime			

Week _____   Weight _____

		BLOOD SUGAR		
Date	**Meal**	**Before**	**After**	**Notes**
MON	Breakfast			
__/__/__	Lunch			
Feeling	Dinner			
☆☆☆☆☆	Bedtime			
TUE	Breakfast			
__/__/__	Lunch			
Feeling	Dinner			
☆☆☆☆☆	Bedtime			
WED	Breakfast			
__/__/__	Lunch			
Feeling	Dinner			
☆☆☆☆☆	Bedtime			
THU	Breakfast			
__/__/__	Lunch			
Feeling	Dinner			
☆☆☆☆☆	Bedtime			
FRI	Breakfast			
__/__/__	Lunch			
Feeling	Dinner			
☆☆☆☆☆	Bedtime			
SAT	Breakfast			
__/__/__	Lunch			
Feeling	Dinner			
☆☆☆☆☆	Bedtime			
SUN	Breakfast			
__/__/__	Lunch			
Feeling	Dinner			
☆☆☆☆☆	Bedtime			

Week _____ Weight _____

| Date | Meal | BLOOD SUGAR | | Notes |
		Before	After	
MON	Breakfast			
__/__/__	Lunch			
Feeling	Dinner			
☆☆☆☆☆	Bedtime			
TUE	Breakfast			
__/__/__	Lunch			
Feeling	Dinner			
☆☆☆☆☆	Bedtime			
WED	Breakfast			
__/__/__	Lunch			
Feeling	Dinner			
☆☆☆☆☆	Bedtime			
THU	Breakfast			
__/__/__	Lunch			
Feeling	Dinner			
☆☆☆☆☆	Bedtime			
FRI	Breakfast			
__/__/__	Lunch			
Feeling	Dinner			
☆☆☆☆☆	Bedtime			
SAT	Breakfast			
__/__/__	Lunch			
Feeling	Dinner			
☆☆☆☆☆	Bedtime			
SUN	Breakfast			
__/__/__	Lunch			
Feeling	Dinner			
☆☆☆☆☆	Bedtime			

Week _____ Weight _____

Date	Meal	BLOOD SUGAR		Notes
		Before	After	
MON ___/___/___ **Feeling** ☆☆☆☆☆	Breakfast			
	Lunch			
	Dinner			
	Bedtime			
TUE ___/___/___ **Feeling** ☆☆☆☆☆	Breakfast			
	Lunch			
	Dinner			
	Bedtime			
WED ___/___/___ **Feeling** ☆☆☆☆☆	Breakfast			
	Lunch			
	Dinner			
	Bedtime			
THU ___/___/___ **Feeling** ☆☆☆☆☆	Breakfast			
	Lunch			
	Dinner			
	Bedtime			
FRI ___/___/___ **Feeling** ☆☆☆☆☆	Breakfast			
	Lunch			
	Dinner			
	Bedtime			
SAT ___/___/___ **Feeling** ☆☆☆☆☆	Breakfast			
	Lunch			
	Dinner			
	Bedtime			
SUN ___/___/___ **Feeling** ☆☆☆☆☆	Breakfast			
	Lunch			
	Dinner			
	Bedtime			

Week _____   Weight _____

Date	Meal	BLOOD SUGAR		Notes
		Before	**After**	
MON ___/___/___ Feeling ☆☆☆☆☆	Breakfast			
	Lunch			
	Dinner			
	Bedtime			
TUE ___/___/___ Feeling ☆☆☆☆☆	Breakfast			
	Lunch			
	Dinner			
	Bedtime			
WED ___/___/___ Feeling ☆☆☆☆☆	Breakfast			
	Lunch			
	Dinner			
	Bedtime			
THU ___/___/___ Feeling ☆☆☆☆☆	Breakfast			
	Lunch			
	Dinner			
	Bedtime			
FRI ___/___/___ Feeling ☆☆☆☆☆	Breakfast			
	Lunch			
	Dinner			
	Bedtime			
SAT ___/___/___ Feeling ☆☆☆☆☆	Breakfast			
	Lunch			
	Dinner			
	Bedtime			
SUN ___/___/___ Feeling ☆☆☆☆☆	Breakfast			
	Lunch			
	Dinner			
	Bedtime			

Week _____   Weight _____

| Date | Meal | BLOOD SUGAR | | Notes |
		Before	After	
MON ___/___/___ **Feeling** ☆☆☆☆☆	Breakfast			
	Lunch			
	Dinner			
	Bedtime			
TUE ___/___/___ **Feeling** ☆☆☆☆☆	Breakfast			
	Lunch			
	Dinner			
	Bedtime			
WED ___/___/___ **Feeling** ☆☆☆☆☆	Breakfast			
	Lunch			
	Dinner			
	Bedtime			
THU ___/___/___ **Feeling** ☆☆☆☆☆	Breakfast			
	Lunch			
	Dinner			
	Bedtime			
FRI ___/___/___ **Feeling** ☆☆☆☆☆	Breakfast			
	Lunch			
	Dinner			
	Bedtime			
SAT ___/___/___ **Feeling** ☆☆☆☆☆	Breakfast			
	Lunch			
	Dinner			
	Bedtime			
SUN ___/___/___ **Feeling** ☆☆☆☆☆	Breakfast			
	Lunch			
	Dinner			
	Bedtime			

Week _____ Weight _____

Date	Meal	BLOOD SUGAR		Notes
		Before	After	
MON	Breakfast			
__/__/__	Lunch			
Feeling	Dinner			
☆☆☆☆☆	Bedtime			
TUE	Breakfast			
__/__/__	Lunch			
Feeling	Dinner			
☆☆☆☆☆	Bedtime			
WED	Breakfast			
__/__/__	Lunch			
Feeling	Dinner			
☆☆☆☆☆	Bedtime			
THU	Breakfast			
__/__/__	Lunch			
Feeling	Dinner			
☆☆☆☆☆	Bedtime			
FRI	Breakfast			
__/__/__	Lunch			
Feeling	Dinner			
☆☆☆☆☆	Bedtime			
SAT	Breakfast			
__/__/__	Lunch			
Feeling	Dinner			
☆☆☆☆☆	Bedtime			
SUN	Breakfast			
__/__/__	Lunch			
Feeling	Dinner			
☆☆☆☆☆	Bedtime			

Week _____ Weight _____

Date	Meal	BLOOD SUGAR		Notes
		Before	After	
MON ___/___/___ **Feeling** ☆☆☆☆☆	Breakfast			
	Lunch			
	Dinner			
	Bedtime			
TUE ___/___/___ **Feeling** ☆☆☆☆☆	Breakfast			
	Lunch			
	Dinner			
	Bedtime			
WED ___/___/___ **Feeling** ☆☆☆☆☆	Breakfast			
	Lunch			
	Dinner			
	Bedtime			
THU ___/___/___ **Feeling** ☆☆☆☆☆	Breakfast			
	Lunch			
	Dinner			
	Bedtime			
FRI ___/___/___ **Feeling** ☆☆☆☆☆	Breakfast			
	Lunch			
	Dinner			
	Bedtime			
SAT ___/___/___ **Feeling** ☆☆☆☆☆	Breakfast			
	Lunch			
	Dinner			
	Bedtime			
SUN ___/___/___ **Feeling** ☆☆☆☆☆	Breakfast			
	Lunch			
	Dinner			
	Bedtime			

Week _____   Weight _____

| Date | Meal | BLOOD SUGAR | | Notes |
		Before	After	
MON __/__/__ **Feeling** ☆☆☆☆☆	Breakfast			
	Lunch			
	Dinner			
	Bedtime			
TUE __/__/__ **Feeling** ☆☆☆☆☆	Breakfast			
	Lunch			
	Dinner			
	Bedtime			
WED __/__/__ **Feeling** ☆☆☆☆☆	Breakfast			
	Lunch			
	Dinner			
	Bedtime			
THU __/__/__ **Feeling** ☆☆☆☆☆	Breakfast			
	Lunch			
	Dinner			
	Bedtime			
FRI __/__/__ **Feeling** ☆☆☆☆☆	Breakfast			
	Lunch			
	Dinner			
	Bedtime			
SAT __/__/__ **Feeling** ☆☆☆☆☆	Breakfast			
	Lunch			
	Dinner			
	Bedtime			
SUN __/__/__ **Feeling** ☆☆☆☆☆	Breakfast			
	Lunch			
	Dinner			
	Bedtime			

Week _____   Weight _____

Date	Meal	BLOOD SUGAR		Notes
		Before	After	
MON	Breakfast			
__/__/__	Lunch			
Feeling	Dinner			
☆☆☆☆☆	Bedtime			
TUE	Breakfast			
__/__/__	Lunch			
Feeling	Dinner			
☆☆☆☆☆	Bedtime			
WED	Breakfast			
__/__/__	Lunch			
Feeling	Dinner			
☆☆☆☆☆	Bedtime			
THU	Breakfast			
__/__/__	Lunch			
Feeling	Dinner			
☆☆☆☆☆	Bedtime			
FRI	Breakfast			
__/__/__	Lunch			
Feeling	Dinner			
☆☆☆☆☆	Bedtime			
SAT	Breakfast			
__/__/__	Lunch			
Feeling	Dinner			
☆☆☆☆☆	Bedtime			
SUN	Breakfast			
__/__/__	Lunch			
Feeling	Dinner			
☆☆☆☆☆	Bedtime			

Week _____   Weight _____

Date	Meal	BLOOD SUGAR		Notes
		Before	**After**	
MON ___/___/___ Feeling ☆☆☆☆☆	Breakfast			
	Lunch			
	Dinner			
	Bedtime			
TUE ___/___/___ Feeling ☆☆☆☆☆	Breakfast			
	Lunch			
	Dinner			
	Bedtime			
WED ___/___/___ Feeling ☆☆☆☆☆	Breakfast			
	Lunch			
	Dinner			
	Bedtime			
THU ___/___/___ Feeling ☆☆☆☆☆	Breakfast			
	Lunch			
	Dinner			
	Bedtime			
FRI ___/___/___ Feeling ☆☆☆☆☆	Breakfast			
	Lunch			
	Dinner			
	Bedtime			
SAT ___/___/___ Feeling ☆☆☆☆☆	Breakfast			
	Lunch			
	Dinner			
	Bedtime			
SUN ___/___/___ Feeling ☆☆☆☆☆	Breakfast			
	Lunch			
	Dinner			
	Bedtime			

Week _____   Weight _____

		BLOOD SUGAR		
Date	**Meal**	**Before**	**After**	**Notes**
MON	Breakfast			
__/__/__	Lunch			
Feeling	Dinner			
☆☆☆☆☆	Bedtime			
TUE	Breakfast			
__/__/__	Lunch			
Feeling	Dinner			
☆☆☆☆☆	Bedtime			
WED	Breakfast			
__/__/__	Lunch			
Feeling	Dinner			
☆☆☆☆☆	Bedtime			
THU	Breakfast			
__/__/__	Lunch			
Feeling	Dinner			
☆☆☆☆☆	Bedtime			
FRI	Breakfast			
__/__/__	Lunch			
Feeling	Dinner			
☆☆☆☆☆	Bedtime			
SAT	Breakfast			
__/__/__	Lunch			
Feeling	Dinner			
☆☆☆☆☆	Bedtime			
SUN	Breakfast			
__/__/__	Lunch			
Feeling	Dinner			
☆☆☆☆☆	Bedtime			

Week _____   Weight _____

Date	Meal	BLOOD SUGAR		Notes
		Before	After	
MON	Breakfast			
__/__/__	Lunch			
Feeling	Dinner			
☆☆☆☆☆	Bedtime			
TUE	Breakfast			
__/__/__	Lunch			
Feeling	Dinner			
☆☆☆☆☆	Bedtime			
WED	Breakfast			
__/__/__	Lunch			
Feeling	Dinner			
☆☆☆☆☆	Bedtime			
THU	Breakfast			
__/__/__	Lunch			
Feeling	Dinner			
☆☆☆☆☆	Bedtime			
FRI	Breakfast			
__/__/__	Lunch			
Feeling	Dinner			
☆☆☆☆☆	Bedtime			
SAT	Breakfast			
__/__/__	Lunch			
Feeling	Dinner			
☆☆☆☆☆	Bedtime			
SUN	Breakfast			
__/__/__	Lunch			
Feeling	Dinner			
☆☆☆☆☆	Bedtime			

Week _____   Weight _____

Date	Meal	BLOOD SUGAR		Notes
		Before	After	
MON	Breakfast			
__/__/__	Lunch			
Feeling	Dinner			
☆☆☆☆☆	Bedtime			
TUE	Breakfast			
__/__/__	Lunch			
Feeling	Dinner			
☆☆☆☆☆	Bedtime			
WED	Breakfast			
__/__/__	Lunch			
Feeling	Dinner			
☆☆☆☆☆	Bedtime			
THU	Breakfast			
__/__/__	Lunch			
Feeling	Dinner			
☆☆☆☆☆	Bedtime			
FRI	Breakfast			
__/__/__	Lunch			
Feeling	Dinner			
☆☆☆☆☆	Bedtime			
SAT	Breakfast			
__/__/__	Lunch			
Feeling	Dinner			
☆☆☆☆☆	Bedtime			
SUN	Breakfast			
__/__/__	Lunch			
Feeling	Dinner			
☆☆☆☆☆	Bedtime			

Week _____   Weight _____

Date	Meal	BLOOD SUGAR		Notes
		Before	After	
MON	Breakfast			
__/__/__	Lunch			
Feeling	Dinner			
☆☆☆☆☆	Bedtime			
TUE	Breakfast			
__/__/__	Lunch			
Feeling	Dinner			
☆☆☆☆☆	Bedtime			
WED	Breakfast			
__/__/__	Lunch			
Feeling	Dinner			
☆☆☆☆☆	Bedtime			
THU	Breakfast			
__/__/__	Lunch			
Feeling	Dinner			
☆☆☆☆☆	Bedtime			
FRI	Breakfast			
__/__/__	Lunch			
Feeling	Dinner			
☆☆☆☆☆	Bedtime			
SAT	Breakfast			
__/__/__	Lunch			
Feeling	Dinner			
☆☆☆☆☆	Bedtime			
SUN	Breakfast			
__/__/__	Lunch			
Feeling	Dinner			
☆☆☆☆☆	Bedtime			

Week _____   Weight _____

| Date | Meal | BLOOD SUGAR | | Notes |
		Before	After	
MON	Breakfast			
__/__/__	Lunch			
Feeling	Dinner			
☆☆☆☆☆	Bedtime			
TUE	Breakfast			
__/__/__	Lunch			
Feeling	Dinner			
☆☆☆☆☆	Bedtime			
WED	Breakfast			
__/__/__	Lunch			
Feeling	Dinner			
☆☆☆☆☆	Bedtime			
THU	Breakfast			
__/__/__	Lunch			
Feeling	Dinner			
☆☆☆☆☆	Bedtime			
FRI	Breakfast			
__/__/__	Lunch			
Feeling	Dinner			
☆☆☆☆☆	Bedtime			
SAT	Breakfast			
__/__/__	Lunch			
Feeling	Dinner			
☆☆☆☆☆	Bedtime			
SUN	Breakfast			
__/__/__	Lunch			
Feeling	Dinner			
☆☆☆☆☆	Bedtime			

Week _____ Weight _____

| Date | Meal | BLOOD SUGAR | | Notes |
		Before	After	
MON __/__/__ Feeling ☆☆☆☆☆	Breakfast			
	Lunch			
	Dinner			
	Bedtime			
TUE __/__/__ Feeling ☆☆☆☆☆	Breakfast			
	Lunch			
	Dinner			
	Bedtime			
WED __/__/__ Feeling ☆☆☆☆☆	Breakfast			
	Lunch			
	Dinner			
	Bedtime			
THU __/__/__ Feeling ☆☆☆☆☆	Breakfast			
	Lunch			
	Dinner			
	Bedtime			
FRI __/__/__ Feeling ☆☆☆☆☆	Breakfast			
	Lunch			
	Dinner			
	Bedtime			
SAT __/__/__ Feeling ☆☆☆☆☆	Breakfast			
	Lunch			
	Dinner			
	Bedtime			
SUN __/__/__ Feeling ☆☆☆☆☆	Breakfast			
	Lunch			
	Dinner			
	Bedtime			

Week _____   Weight _____

| Date | Meal | BLOOD SUGAR | | Notes |
		Before	After	
MON __/__/__ **Feeling** ☆☆☆☆☆	Breakfast			
	Lunch			
	Dinner			
	Bedtime			
TUE __/__/__ **Feeling** ☆☆☆☆☆	Breakfast			
	Lunch			
	Dinner			
	Bedtime			
WED __/__/__ **Feeling** ☆☆☆☆☆	Breakfast			
	Lunch			
	Dinner			
	Bedtime			
THU __/__/__ **Feeling** ☆☆☆☆☆	Breakfast			
	Lunch			
	Dinner			
	Bedtime			
FRI __/__/__ **Feeling** ☆☆☆☆☆	Breakfast			
	Lunch			
	Dinner			
	Bedtime			
SAT __/__/__ **Feeling** ☆☆☆☆☆	Breakfast			
	Lunch			
	Dinner			
	Bedtime			
SUN __/__/__ **Feeling** ☆☆☆☆☆	Breakfast			
	Lunch			
	Dinner			
	Bedtime			

Week _____   Weight _____

Date	Meal	BLOOD SUGAR		Notes
		Before	After	
MON	Breakfast			
__/__/__	Lunch			
Feeling	Dinner			
☆☆☆☆☆	Bedtime			
TUE	Breakfast			
__/__/__	Lunch			
Feeling	Dinner			
☆☆☆☆☆	Bedtime			
WED	Breakfast			
__/__/__	Lunch			
Feeling	Dinner			
☆☆☆☆☆	Bedtime			
THU	Breakfast			
__/__/__	Lunch			
Feeling	Dinner			
☆☆☆☆☆	Bedtime			
FRI	Breakfast			
__/__/__	Lunch			
Feeling	Dinner			
☆☆☆☆☆	Bedtime			
SAT	Breakfast			
__/__/__	Lunch			
Feeling	Dinner			
☆☆☆☆☆	Bedtime			
SUN	Breakfast			
__/__/__	Lunch			
Feeling	Dinner			
☆☆☆☆☆	Bedtime			

Week _____ Weight _____

Date	Meal	BLOOD SUGAR		Notes
		Before	After	
MON	Breakfast			
__/__/__	Lunch			
Feeling	Dinner			
☆☆☆☆☆	Bedtime			
TUE	Breakfast			
__/__/__	Lunch			
Feeling	Dinner			
☆☆☆☆☆	Bedtime			
WED	Breakfast			
__/__/__	Lunch			
Feeling	Dinner			
☆☆☆☆☆	Bedtime			
THU	Breakfast			
__/__/__	Lunch			
Feeling	Dinner			
☆☆☆☆☆	Bedtime			
FRI	Breakfast			
__/__/__	Lunch			
Feeling	Dinner			
☆☆☆☆☆	Bedtime			
SAT	Breakfast			
__/__/__	Lunch			
Feeling	Dinner			
☆☆☆☆☆	Bedtime			
SUN	Breakfast			
__/__/__	Lunch			
Feeling	Dinner			
☆☆☆☆☆	Bedtime			

Week _____   Weight _____

| Date | Meal | BLOOD SUGAR | | Notes |
		Before	After	
MON	Breakfast			
__/__/__	Lunch			
Feeling	Dinner			
☆☆☆☆☆	Bedtime			
TUE	Breakfast			
__/__/__	Lunch			
Feeling	Dinner			
☆☆☆☆☆	Bedtime			
WED	Breakfast			
__/__/__	Lunch			
Feeling	Dinner			
☆☆☆☆☆	Bedtime			
THU	Breakfast			
__/__/__	Lunch			
Feeling	Dinner			
☆☆☆☆☆	Bedtime			
FRI	Breakfast			
__/__/__	Lunch			
Feeling	Dinner			
☆☆☆☆☆	Bedtime			
SAT	Breakfast			
__/__/__	Lunch			
Feeling	Dinner			
☆☆☆☆☆	Bedtime			
SUN	Breakfast			
__/__/__	Lunch			
Feeling	Dinner			
☆☆☆☆☆	Bedtime			

Week _____   Weight _____

Date	Meal	BLOOD SUGAR		Notes
		Before	After	
MON __/__/__ Feeling ☆☆☆☆☆	Breakfast			
	Lunch			
	Dinner			
	Bedtime			
TUE __/__/__ Feeling ☆☆☆☆☆	Breakfast			
	Lunch			
	Dinner			
	Bedtime			
WED __/__/__ Feeling ☆☆☆☆☆	Breakfast			
	Lunch			
	Dinner			
	Bedtime			
THU __/__/__ Feeling ☆☆☆☆☆	Breakfast			
	Lunch			
	Dinner			
	Bedtime			
FRI __/__/__ Feeling ☆☆☆☆☆	Breakfast			
	Lunch			
	Dinner			
	Bedtime			
SAT __/__/__ Feeling ☆☆☆☆☆	Breakfast			
	Lunch			
	Dinner			
	Bedtime			
SUN __/__/__ Feeling ☆☆☆☆☆	Breakfast			
	Lunch			
	Dinner			
	Bedtime			

Week _____   Weight _____

Date	Meal	BLOOD SUGAR		Notes
		Before	After	
MON	Breakfast			
__/__/__	Lunch			
Feeling	Dinner			
☆☆☆☆☆	Bedtime			
TUE	Breakfast			
__/__/__	Lunch			
Feeling	Dinner			
☆☆☆☆☆	Bedtime			
WED	Breakfast			
__/__/__	Lunch			
Feeling	Dinner			
☆☆☆☆☆	Bedtime			
THU	Breakfast			
__/__/__	Lunch			
Feeling	Dinner			
☆☆☆☆☆	Bedtime			
FRI	Breakfast			
__/__/__	Lunch			
Feeling	Dinner			
☆☆☆☆☆	Bedtime			
SAT	Breakfast			
__/__/__	Lunch			
Feeling	Dinner			
☆☆☆☆☆	Bedtime			
SUN	Breakfast			
__/__/__	Lunch			
Feeling	Dinner			
☆☆☆☆☆	Bedtime			

Week _____   Weight _____

| | | BLOOD SUGAR | | |
Date	Meal	Before	After	Notes
MON	Breakfast			
__/__/__	Lunch			
Feeling ☆☆☆☆☆	Dinner			
	Bedtime			
TUE	Breakfast			
__/__/__	Lunch			
Feeling ☆☆☆☆☆	Dinner			
	Bedtime			
WED	Breakfast			
__/__/__	Lunch			
Feeling ☆☆☆☆☆	Dinner			
	Bedtime			
THU	Breakfast			
__/__/__	Lunch			
Feeling ☆☆☆☆☆	Dinner			
	Bedtime			
FRI	Breakfast			
__/__/__	Lunch			
Feeling ☆☆☆☆☆	Dinner			
	Bedtime			
SAT	Breakfast			
__/__/__	Lunch			
Feeling ☆☆☆☆☆	Dinner			
	Bedtime			
SUN	Breakfast			
__/__/__	Lunch			
Feeling ☆☆☆☆☆	Dinner			
	Bedtime			

Week _____ Weight _____

Date	Meal	BLOOD SUGAR		Notes
		Before	After	
MON	Breakfast			
__/__/__	Lunch			
Feeling	Dinner			
☆☆☆☆☆	Bedtime			
TUE	Breakfast			
__/__/__	Lunch			
Feeling	Dinner			
☆☆☆☆☆	Bedtime			
WED	Breakfast			
__/__/__	Lunch			
Feeling	Dinner			
☆☆☆☆☆	Bedtime			
THU	Breakfast			
__/__/__	Lunch			
Feeling	Dinner			
☆☆☆☆☆	Bedtime			
FRI	Breakfast			
__/__/__	Lunch			
Feeling	Dinner			
☆☆☆☆☆	Bedtime			
SAT	Breakfast			
__/__/__	Lunch			
Feeling	Dinner			
☆☆☆☆☆	Bedtime			
SUN	Breakfast			
__/__/__	Lunch			
Feeling	Dinner			
☆☆☆☆☆	Bedtime			

Week _____   Weight _____

| Date | Meal | BLOOD SUGAR | | Notes |
		Before	After	
MON ___/___/___ **Feeling** ☆☆☆☆☆	Breakfast			
	Lunch			
	Dinner			
	Bedtime			
TUE ___/___/___ **Feeling** ☆☆☆☆☆	Breakfast			
	Lunch			
	Dinner			
	Bedtime			
WED ___/___/___ **Feeling** ☆☆☆☆☆	Breakfast			
	Lunch			
	Dinner			
	Bedtime			
THU ___/___/___ **Feeling** ☆☆☆☆☆	Breakfast			
	Lunch			
	Dinner			
	Bedtime			
FRI ___/___/___ **Feeling** ☆☆☆☆☆	Breakfast			
	Lunch			
	Dinner			
	Bedtime			
SAT ___/___/___ **Feeling** ☆☆☆☆☆	Breakfast			
	Lunch			
	Dinner			
	Bedtime			
SUN ___/___/___ **Feeling** ☆☆☆☆☆	Breakfast			
	Lunch			
	Dinner			
	Bedtime			

Week _____   Weight _____

Date	Meal	BLOOD SUGAR		Notes
		Before	After	
MON	Breakfast			
__/__/__	Lunch			
Feeling	Dinner			
☆☆☆☆☆	Bedtime			
TUE	Breakfast			
__/__/__	Lunch			
Feeling	Dinner			
☆☆☆☆☆	Bedtime			
WED	Breakfast			
__/__/__	Lunch			
Feeling	Dinner			
☆☆☆☆☆	Bedtime			
THU	Breakfast			
__/__/__	Lunch			
Feeling	Dinner			
☆☆☆☆☆	Bedtime			
FRI	Breakfast			
__/__/__	Lunch			
Feeling	Dinner			
☆☆☆☆☆	Bedtime			
SAT	Breakfast			
__/__/__	Lunch			
Feeling	Dinner			
☆☆☆☆☆	Bedtime			
SUN	Breakfast			
__/__/__	Lunch			
Feeling	Dinner			
☆☆☆☆☆	Bedtime			

Week _____   Weight _____

| Date | Meal | BLOOD SUGAR | | Notes |
		Before	After	
MON	Breakfast			
__/__/__	Lunch			
Feeling	Dinner			
☆☆☆☆☆	Bedtime			
TUE	Breakfast			
__/__/__	Lunch			
Feeling	Dinner			
☆☆☆☆☆	Bedtime			
WED	Breakfast			
__/__/__	Lunch			
Feeling	Dinner			
☆☆☆☆☆	Bedtime			
THU	Breakfast			
__/__/__	Lunch			
Feeling	Dinner			
☆☆☆☆☆	Bedtime			
FRI	Breakfast			
__/__/__	Lunch			
Feeling	Dinner			
☆☆☆☆☆	Bedtime			
SAT	Breakfast			
__/__/__	Lunch			
Feeling	Dinner			
☆☆☆☆☆	Bedtime			
SUN	Breakfast			
__/__/__	Lunch			
Feeling	Dinner			
☆☆☆☆☆	Bedtime			

Week _____   Weight _____

| Date | Meal | BLOOD SUGAR | | Notes |
		Before	After	
MON	Breakfast			
__/__/__	Lunch			
Feeling	Dinner			
☆☆☆☆☆	Bedtime			
TUE	Breakfast			
__/__/__	Lunch			
Feeling	Dinner			
☆☆☆☆☆	Bedtime			
WED	Breakfast			
__/__/__	Lunch			
Feeling	Dinner			
☆☆☆☆☆	Bedtime			
THU	Breakfast			
__/__/__	Lunch			
Feeling	Dinner			
☆☆☆☆☆	Bedtime			
FRI	Breakfast			
__/__/__	Lunch			
Feeling	Dinner			
☆☆☆☆☆	Bedtime			
SAT	Breakfast			
__/__/__	Lunch			
Feeling	Dinner			
☆☆☆☆☆	Bedtime			
SUN	Breakfast			
__/__/__	Lunch			
Feeling	Dinner			
☆☆☆☆☆	Bedtime			

Week _____   Weight _____

Date	Meal	BLOOD SUGAR		Notes
		Before	After	
MON	Breakfast			
__/__/__	Lunch			
Feeling	Dinner			
☆☆☆☆☆	Bedtime			
TUE	Breakfast			
__/__/__	Lunch			
Feeling	Dinner			
☆☆☆☆☆	Bedtime			
WED	Breakfast			
__/__/__	Lunch			
Feeling	Dinner			
☆☆☆☆☆	Bedtime			
THU	Breakfast			
__/__/__	Lunch			
Feeling	Dinner			
☆☆☆☆☆	Bedtime			
FRI	Breakfast			
__/__/__	Lunch			
Feeling	Dinner			
☆☆☆☆☆	Bedtime			
SAT	Breakfast			
__/__/__	Lunch			
Feeling	Dinner			
☆☆☆☆☆	Bedtime			
SUN	Breakfast			
__/__/__	Lunch			
Feeling	Dinner			
☆☆☆☆☆	Bedtime			

Week _____   Weight _____

| | | BLOOD SUGAR | | |
Date	Meal	Before	After	Notes
MON __/__/__ **Feeling** ☆☆☆☆☆	Breakfast			
	Lunch			
	Dinner			
	Bedtime			
TUE __/__/__ **Feeling** ☆☆☆☆☆	Breakfast			
	Lunch			
	Dinner			
	Bedtime			
WED __/__/__ **Feeling** ☆☆☆☆☆	Breakfast			
	Lunch			
	Dinner			
	Bedtime			
THU __/__/__ **Feeling** ☆☆☆☆☆	Breakfast			
	Lunch			
	Dinner			
	Bedtime			
FRI __/__/__ **Feeling** ☆☆☆☆☆	Breakfast			
	Lunch			
	Dinner			
	Bedtime			
SAT __/__/__ **Feeling** ☆☆☆☆☆	Breakfast			
	Lunch			
	Dinner			
	Bedtime			
SUN __/__/__ **Feeling** ☆☆☆☆☆	Breakfast			
	Lunch			
	Dinner			
	Bedtime			

Week _____   Weight _____

| Date | Meal | BLOOD SUGAR | | Notes |
		Before	After	
MON __/__/__ Feeling ☆☆☆☆☆	Breakfast			
	Lunch			
	Dinner			
	Bedtime			
TUE __/__/__ Feeling ☆☆☆☆☆	Breakfast			
	Lunch			
	Dinner			
	Bedtime			
WED __/__/__ Feeling ☆☆☆☆☆	Breakfast			
	Lunch			
	Dinner			
	Bedtime			
THU __/__/__ Feeling ☆☆☆☆☆	Breakfast			
	Lunch			
	Dinner			
	Bedtime			
FRI __/__/__ Feeling ☆☆☆☆☆	Breakfast			
	Lunch			
	Dinner			
	Bedtime			
SAT __/__/__ Feeling ☆☆☆☆☆	Breakfast			
	Lunch			
	Dinner			
	Bedtime			
SUN __/__/__ Feeling ☆☆☆☆☆	Breakfast			
	Lunch			
	Dinner			
	Bedtime			

Week _____   Weight _____

| Date | Meal | BLOOD SUGAR | | Notes |
		Before	After	
MON	Breakfast			
_/_/_	Lunch			
Feeling	Dinner			
☆☆☆☆☆	Bedtime			
TUE	Breakfast			
_/_/_	Lunch			
Feeling	Dinner			
☆☆☆☆☆	Bedtime			
WED	Breakfast			
_/_/_	Lunch			
Feeling	Dinner			
☆☆☆☆☆	Bedtime			
THU	Breakfast			
_/_/_	Lunch			
Feeling	Dinner			
☆☆☆☆☆	Bedtime			
FRI	Breakfast			
_/_/_	Lunch			
Feeling	Dinner			
☆☆☆☆☆	Bedtime			
SAT	Breakfast			
_/_/_	Lunch			
Feeling	Dinner			
☆☆☆☆☆	Bedtime			
SUN	Breakfast			
_/_/_	Lunch			
Feeling	Dinner			
☆☆☆☆☆	Bedtime			

Week _____   Weight _____

Date	Meal	BLOOD SUGAR		Notes
		Before	After	
MON	Breakfast			
__/__/__	Lunch			
Feeling	Dinner			
☆☆☆☆☆	Bedtime			
TUE	Breakfast			
__/__/__	Lunch			
Feeling	Dinner			
☆☆☆☆☆	Bedtime			
WED	Breakfast			
__/__/__	Lunch			
Feeling	Dinner			
☆☆☆☆☆	Bedtime			
THU	Breakfast			
__/__/__	Lunch			
Feeling	Dinner			
☆☆☆☆☆	Bedtime			
FRI	Breakfast			
__/__/__	Lunch			
Feeling	Dinner			
☆☆☆☆☆	Bedtime			
SAT	Breakfast			
__/__/__	Lunch			
Feeling	Dinner			
☆☆☆☆☆	Bedtime			
SUN	Breakfast			
__/__/__	Lunch			
Feeling	Dinner			
☆☆☆☆☆	Bedtime			

Week _____   Weight _____

Date	Meal	BLOOD SUGAR		Notes
		Before	After	
MON	Breakfast			
__/__/__	Lunch			
Feeling	Dinner			
☆☆☆☆☆	Bedtime			
TUE	Breakfast			
__/__/__	Lunch			
Feeling	Dinner			
☆☆☆☆☆	Bedtime			
WED	Breakfast			
__/__/__	Lunch			
Feeling	Dinner			
☆☆☆☆☆	Bedtime			
THU	Breakfast			
__/__/__	Lunch			
Feeling	Dinner			
☆☆☆☆☆	Bedtime			
FRI	Breakfast			
__/__/__	Lunch			
Feeling	Dinner			
☆☆☆☆☆	Bedtime			
SAT	Breakfast			
__/__/__	Lunch			
Feeling	Dinner			
☆☆☆☆☆	Bedtime			
SUN	Breakfast			
__/__/__	Lunch			
Feeling	Dinner			
☆☆☆☆☆	Bedtime			

Week _____   Weight _____

Date	Meal	BLOOD SUGAR		Notes
		Before	After	
MON	Breakfast			
__/__/__	Lunch			
Feeling ☆☆☆☆☆	Dinner			
	Bedtime			
TUE	Breakfast			
__/__/__	Lunch			
Feeling ☆☆☆☆☆	Dinner			
	Bedtime			
WED	Breakfast			
__/__/__	Lunch			
Feeling ☆☆☆☆☆	Dinner			
	Bedtime			
THU	Breakfast			
__/__/__	Lunch			
Feeling ☆☆☆☆☆	Dinner			
	Bedtime			
FRI	Breakfast			
__/__/__	Lunch			
Feeling ☆☆☆☆☆	Dinner			
	Bedtime			
SAT	Breakfast			
__/__/__	Lunch			
Feeling ☆☆☆☆☆	Dinner			
	Bedtime			
SUN	Breakfast			
__/__/__	Lunch			
Feeling ☆☆☆☆☆	Dinner			
	Bedtime			

Week _____   Weight _____

Date	Meal	BLOOD SUGAR		Notes
		Before	After	
MON	Breakfast			
__/__/__	Lunch			
Feeling	Dinner			
☆☆☆☆☆	Bedtime			
TUE	Breakfast			
__/__/__	Lunch			
Feeling	Dinner			
☆☆☆☆☆	Bedtime			
WED	Breakfast			
__/__/__	Lunch			
Feeling	Dinner			
☆☆☆☆☆	Bedtime			
THU	Breakfast			
__/__/__	Lunch			
Feeling	Dinner			
☆☆☆☆☆	Bedtime			
FRI	Breakfast			
__/__/__	Lunch			
Feeling	Dinner			
☆☆☆☆☆	Bedtime			
SAT	Breakfast			
__/__/__	Lunch			
Feeling	Dinner			
☆☆☆☆☆	Bedtime			
SUN	Breakfast			
__/__/__	Lunch			
Feeling	Dinner			
☆☆☆☆☆	Bedtime			

Week _____   Weight _____

Date	Meal	BLOOD SUGAR		Notes
		Before	After	
MON	Breakfast			
__/__/__	Lunch			
Feeling	Dinner			
☆☆☆☆☆	Bedtime			
TUE	Breakfast			
__/__/__	Lunch			
Feeling	Dinner			
☆☆☆☆☆	Bedtime			
WED	Breakfast			
__/__/__	Lunch			
Feeling	Dinner			
☆☆☆☆☆	Bedtime			
THU	Breakfast			
__/__/__	Lunch			
Feeling	Dinner			
☆☆☆☆☆	Bedtime			
FRI	Breakfast			
__/__/__	Lunch			
Feeling	Dinner			
☆☆☆☆☆	Bedtime			
SAT	Breakfast			
__/__/__	Lunch			
Feeling	Dinner			
☆☆☆☆☆	Bedtime			
SUN	Breakfast			
__/__/__	Lunch			
Feeling	Dinner			
☆☆☆☆☆	Bedtime			

Week _____   Weight _____

Date	Meal	BLOOD SUGAR		Notes
		Before	After	
MON __/__/__ Feeling ☆☆☆☆☆	Breakfast			
	Lunch			
	Dinner			
	Bedtime			
TUE __/__/__ Feeling ☆☆☆☆☆	Breakfast			
	Lunch			
	Dinner			
	Bedtime			
WED __/__/__ Feeling ☆☆☆☆☆	Breakfast			
	Lunch			
	Dinner			
	Bedtime			
THU __/__/__ Feeling ☆☆☆☆☆	Breakfast			
	Lunch			
	Dinner			
	Bedtime			
FRI __/__/__ Feeling ☆☆☆☆☆	Breakfast			
	Lunch			
	Dinner			
	Bedtime			
SAT __/__/__ Feeling ☆☆☆☆☆	Breakfast			
	Lunch			
	Dinner			
	Bedtime			
SUN __/__/__ Feeling ☆☆☆☆☆	Breakfast			
	Lunch			
	Dinner			
	Bedtime			

Week _____   Weight _____

| | | BLOOD SUGAR | | |
Date	Meal	Before	After	Notes
MON	Breakfast			
__/__/__	Lunch			
Feeling	Dinner			
☆☆☆☆☆	Bedtime			
TUE	Breakfast			
__/__/__	Lunch			
Feeling	Dinner			
☆☆☆☆☆	Bedtime			
WED	Breakfast			
__/__/__	Lunch			
Feeling	Dinner			
☆☆☆☆☆	Bedtime			
THU	Breakfast			
__/__/__	Lunch			
Feeling	Dinner			
☆☆☆☆☆	Bedtime			
FRI	Breakfast			
__/__/__	Lunch			
Feeling	Dinner			
☆☆☆☆☆	Bedtime			
SAT	Breakfast			
__/__/__	Lunch			
Feeling	Dinner			
☆☆☆☆☆	Bedtime			
SUN	Breakfast			
__/__/__	Lunch			
Feeling	Dinner			
☆☆☆☆☆	Bedtime			

Week _____   Weight _____

| Date | Meal | BLOOD SUGAR | | Notes |
		Before	After	
MON	Breakfast			
__/__/__	Lunch			
Feeling	Dinner			
☆☆☆☆☆	Bedtime			
TUE	Breakfast			
__/__/__	Lunch			
Feeling	Dinner			
☆☆☆☆☆	Bedtime			
WED	Breakfast			
__/__/__	Lunch			
Feeling	Dinner			
☆☆☆☆☆	Bedtime			
THU	Breakfast			
__/__/__	Lunch			
Feeling	Dinner			
☆☆☆☆☆	Bedtime			
FRI	Breakfast			
__/__/__	Lunch			
Feeling	Dinner			
☆☆☆☆☆	Bedtime			
SAT	Breakfast			
__/__/__	Lunch			
Feeling	Dinner			
☆☆☆☆☆	Bedtime			
SUN	Breakfast			
__/__/__	Lunch			
Feeling	Dinner			
☆☆☆☆☆	Bedtime			

Week _____   Weight _____

Date	Meal	BLOOD SUGAR		Notes
		Before	After	
MON	Breakfast			
__/__/__	Lunch			
Feeling	Dinner			
☆☆☆☆☆	Bedtime			
TUE	Breakfast			
__/__/__	Lunch			
Feeling	Dinner			
☆☆☆☆☆	Bedtime			
WED	Breakfast			
__/__/__	Lunch			
Feeling	Dinner			
☆☆☆☆☆	Bedtime			
THU	Breakfast			
__/__/__	Lunch			
Feeling	Dinner			
☆☆☆☆☆	Bedtime			
FRI	Breakfast			
__/__/__	Lunch			
Feeling	Dinner			
☆☆☆☆☆	Bedtime			
SAT	Breakfast			
__/__/__	Lunch			
Feeling	Dinner			
☆☆☆☆☆	Bedtime			
SUN	Breakfast			
__/__/__	Lunch			
Feeling	Dinner			
☆☆☆☆☆	Bedtime			

Week _____   Weight _____

| | | BLOOD SUGAR | | |
Date	Meal	Before	After	Notes
MON	Breakfast			
__/__/__	Lunch			
Feeling	Dinner			
☆☆☆☆☆	Bedtime			
TUE	Breakfast			
__/__/__	Lunch			
Feeling	Dinner			
☆☆☆☆☆	Bedtime			
WED	Breakfast			
__/__/__	Lunch			
Feeling	Dinner			
☆☆☆☆☆	Bedtime			
THU	Breakfast			
__/__/__	Lunch			
Feeling	Dinner			
☆☆☆☆☆	Bedtime			
FRI	Breakfast			
__/__/__	Lunch			
Feeling	Dinner			
☆☆☆☆☆	Bedtime			
SAT	Breakfast			
__/__/__	Lunch			
Feeling	Dinner			
☆☆☆☆☆	Bedtime			
SUN	Breakfast			
__/__/__	Lunch			
Feeling	Dinner			
☆☆☆☆☆	Bedtime			

Week _____   Weight _____

Date	Meal	BLOOD SUGAR		Notes
		Before	After	
MON	Breakfast			
__/__/__	Lunch			
Feeling	Dinner			
☆☆☆☆☆	Bedtime			
TUE	Breakfast			
__/__/__	Lunch			
Feeling	Dinner			
☆☆☆☆☆	Bedtime			
WED	Breakfast			
__/__/__	Lunch			
Feeling	Dinner			
☆☆☆☆☆	Bedtime			
THU	Breakfast			
__/__/__	Lunch			
Feeling	Dinner			
☆☆☆☆☆	Bedtime			
FRI	Breakfast			
__/__/__	Lunch			
Feeling	Dinner			
☆☆☆☆☆	Bedtime			
SAT	Breakfast			
__/__/__	Lunch			
Feeling	Dinner			
☆☆☆☆☆	Bedtime			
SUN	Breakfast			
__/__/__	Lunch			
Feeling	Dinner			
☆☆☆☆☆	Bedtime			

Week _____   Weight _____

Date	Meal	BLOOD SUGAR Before	BLOOD SUGAR After	Notes
MON	Breakfast			
__/__/__	Lunch			
Feeling	Dinner			
☆☆☆☆☆	Bedtime			
TUE	Breakfast			
__/__/__	Lunch			
Feeling	Dinner			
☆☆☆☆☆	Bedtime			
WED	Breakfast			
__/__/__	Lunch			
Feeling	Dinner			
☆☆☆☆☆	Bedtime			
THU	Breakfast			
__/__/__	Lunch			
Feeling	Dinner			
☆☆☆☆☆	Bedtime			
FRI	Breakfast			
__/__/__	Lunch			
Feeling	Dinner			
☆☆☆☆☆	Bedtime			
SAT	Breakfast			
__/__/__	Lunch			
Feeling	Dinner			
☆☆☆☆☆	Bedtime			
SUN	Breakfast			
__/__/__	Lunch			
Feeling	Dinner			
☆☆☆☆☆	Bedtime			

Week _____ Weight _____

Date	Meal	BLOOD SUGAR Before	BLOOD SUGAR After	Notes
MON __/__/__ Feeling ☆☆☆☆☆	Breakfast			
	Lunch			
	Dinner			
	Bedtime			
TUE __/__/__ Feeling ☆☆☆☆☆	Breakfast			
	Lunch			
	Dinner			
	Bedtime			
WED __/__/__ Feeling ☆☆☆☆☆	Breakfast			
	Lunch			
	Dinner			
	Bedtime			
THU __/__/__ Feeling ☆☆☆☆☆	Breakfast			
	Lunch			
	Dinner			
	Bedtime			
FRI __/__/__ Feeling ☆☆☆☆☆	Breakfast			
	Lunch			
	Dinner			
	Bedtime			
SAT __/__/__ Feeling ☆☆☆☆☆	Breakfast			
	Lunch			
	Dinner			
	Bedtime			
SUN __/__/__ Feeling ☆☆☆☆☆	Breakfast			
	Lunch			
	Dinner			
	Bedtime			

Week _____ Weight _____

Date	Meal	BLOOD SUGAR		Notes
		Before	After	
MON	Breakfast			
__/__/__	Lunch			
Feeling	Dinner			
☆☆☆☆☆	Bedtime			
TUE	Breakfast			
__/__/__	Lunch			
Feeling	Dinner			
☆☆☆☆☆	Bedtime			
WED	Breakfast			
__/__/__	Lunch			
Feeling	Dinner			
☆☆☆☆☆	Bedtime			
THU	Breakfast			
__/__/__	Lunch			
Feeling	Dinner			
☆☆☆☆☆	Bedtime			
FRI	Breakfast			
__/__/__	Lunch			
Feeling	Dinner			
☆☆☆☆☆	Bedtime			
SAT	Breakfast			
__/__/__	Lunch			
Feeling	Dinner			
☆☆☆☆☆	Bedtime			
SUN	Breakfast			
__/__/__	Lunch			
Feeling	Dinner			
☆☆☆☆☆	Bedtime			

Week _____   Weight _____

		BLOOD SUGAR		
Date	**Meal**	**Before**	**After**	**Notes**
MON ___/___/___ **Feeling** ☆☆☆☆☆	Breakfast			
	Lunch			
	Dinner			
	Bedtime			
TUE ___/___/___ **Feeling** ☆☆☆☆☆	Breakfast			
	Lunch			
	Dinner			
	Bedtime			
WED ___/___/___ **Feeling** ☆☆☆☆☆	Breakfast			
	Lunch			
	Dinner			
	Bedtime			
THU ___/___/___ **Feeling** ☆☆☆☆☆	Breakfast			
	Lunch			
	Dinner			
	Bedtime			
FRI ___/___/___ **Feeling** ☆☆☆☆☆	Breakfast			
	Lunch			
	Dinner			
	Bedtime			
SAT ___/___/___ **Feeling** ☆☆☆☆☆	Breakfast			
	Lunch			
	Dinner			
	Bedtime			
SUN ___/___/___ **Feeling** ☆☆☆☆☆	Breakfast			
	Lunch			
	Dinner			
	Bedtime			

Week _____   Weight _____

| Date | Meal | BLOOD SUGAR | | Notes |
		Before	After	
MON __/__/__ **Feeling** ☆☆☆☆☆	Breakfast			
	Lunch			
	Dinner			
	Bedtime			
TUE __/__/__ **Feeling** ☆☆☆☆☆	Breakfast			
	Lunch			
	Dinner			
	Bedtime			
WED __/__/__ **Feeling** ☆☆☆☆☆	Breakfast			
	Lunch			
	Dinner			
	Bedtime			
THU __/__/__ **Feeling** ☆☆☆☆☆	Breakfast			
	Lunch			
	Dinner			
	Bedtime			
FRI __/__/__ **Feeling** ☆☆☆☆☆	Breakfast			
	Lunch			
	Dinner			
	Bedtime			
SAT __/__/__ **Feeling** ☆☆☆☆☆	Breakfast			
	Lunch			
	Dinner			
	Bedtime			
SUN __/__/__ **Feeling** ☆☆☆☆☆	Breakfast			
	Lunch			
	Dinner			
	Bedtime			

Week _____ Weight _____

Date	Meal	BLOOD SUGAR		Notes
		Before	After	
MON ___/___/___ **Feeling** ☆☆☆☆☆	Breakfast			
	Lunch			
	Dinner			
	Bedtime			
TUE ___/___/___ **Feeling** ☆☆☆☆☆	Breakfast			
	Lunch			
	Dinner			
	Bedtime			
WED ___/___/___ **Feeling** ☆☆☆☆☆	Breakfast			
	Lunch			
	Dinner			
	Bedtime			
THU ___/___/___ **Feeling** ☆☆☆☆☆	Breakfast			
	Lunch			
	Dinner			
	Bedtime			
FRI ___/___/___ **Feeling** ☆☆☆☆☆	Breakfast			
	Lunch			
	Dinner			
	Bedtime			
SAT ___/___/___ **Feeling** ☆☆☆☆☆	Breakfast			
	Lunch			
	Dinner			
	Bedtime			
SUN ___/___/___ **Feeling** ☆☆☆☆☆	Breakfast			
	Lunch			
	Dinner			
	Bedtime			

Week _____   Weight _____

| | | BLOOD SUGAR | | |
Date	Meal	Before	After	Notes
MON ___/___/___ **Feeling** ☆☆☆☆☆	Breakfast			
	Lunch			
	Dinner			
	Bedtime			
TUE ___/___/___ **Feeling** ☆☆☆☆☆	Breakfast			
	Lunch			
	Dinner			
	Bedtime			
WED ___/___/___ **Feeling** ☆☆☆☆☆	Breakfast			
	Lunch			
	Dinner			
	Bedtime			
THU ___/___/___ **Feeling** ☆☆☆☆☆	Breakfast			
	Lunch			
	Dinner			
	Bedtime			
FRI ___/___/___ **Feeling** ☆☆☆☆☆	Breakfast			
	Lunch			
	Dinner			
	Bedtime			
SAT ___/___/___ **Feeling** ☆☆☆☆☆	Breakfast			
	Lunch			
	Dinner			
	Bedtime			
SUN ___/___/___ **Feeling** ☆☆☆☆☆	Breakfast			
	Lunch			
	Dinner			
	Bedtime			

Week _____   Weight _____

| | | BLOOD SUGAR | | |
Date	Meal	Before	After	Notes
MON ___/___/___ **Feeling** ☆☆☆☆☆	Breakfast			
	Lunch			
	Dinner			
	Bedtime			
TUE ___/___/___ **Feeling** ☆☆☆☆☆	Breakfast			
	Lunch			
	Dinner			
	Bedtime			
WED ___/___/___ **Feeling** ☆☆☆☆☆	Breakfast			
	Lunch			
	Dinner			
	Bedtime			
THU ___/___/___ **Feeling** ☆☆☆☆☆	Breakfast			
	Lunch			
	Dinner			
	Bedtime			
FRI ___/___/___ **Feeling** ☆☆☆☆☆	Breakfast			
	Lunch			
	Dinner			
	Bedtime			
SAT ___/___/___ **Feeling** ☆☆☆☆☆	Breakfast			
	Lunch			
	Dinner			
	Bedtime			
SUN ___/___/___ **Feeling** ☆☆☆☆☆	Breakfast			
	Lunch			
	Dinner			
	Bedtime			

Week _____ Weight _____

Date	Meal	BLOOD SUGAR		Notes
		Before	After	
MON	Breakfast			
__/__/__	Lunch			
Feeling	Dinner			
☆☆☆☆☆	Bedtime			
TUE	Breakfast			
__/__/__	Lunch			
Feeling	Dinner			
☆☆☆☆☆	Bedtime			
WED	Breakfast			
__/__/__	Lunch			
Feeling	Dinner			
☆☆☆☆☆	Bedtime			
THU	Breakfast			
__/__/__	Lunch			
Feeling	Dinner			
☆☆☆☆☆	Bedtime			
FRI	Breakfast			
__/__/__	Lunch			
Feeling	Dinner			
☆☆☆☆☆	Bedtime			
SAT	Breakfast			
__/__/__	Lunch			
Feeling	Dinner			
☆☆☆☆☆	Bedtime			
SUN	Breakfast			
__/__/__	Lunch			
Feeling	Dinner			
☆☆☆☆☆	Bedtime			

Week _____   Weight _____

		BLOOD SUGAR		
Date	**Meal**	**Before**	**After**	**Notes**
MON	Breakfast			
__/__/__	Lunch			
Feeling	Dinner			
☆☆☆☆☆	Bedtime			
TUE	Breakfast			
__/__/__	Lunch			
Feeling	Dinner			
☆☆☆☆☆	Bedtime			
WED	Breakfast			
__/__/__	Lunch			
Feeling	Dinner			
☆☆☆☆☆	Bedtime			
THU	Breakfast			
__/__/__	Lunch			
Feeling	Dinner			
☆☆☆☆☆	Bedtime			
FRI	Breakfast			
__/__/__	Lunch			
Feeling	Dinner			
☆☆☆☆☆	Bedtime			
SAT	Breakfast			
__/__/__	Lunch			
Feeling	Dinner			
☆☆☆☆☆	Bedtime			
SUN	Breakfast			
__/__/__	Lunch			
Feeling	Dinner			
☆☆☆☆☆	Bedtime			

Week _____   Weight _____

| | | BLOOD SUGAR | | |
Date	Meal	Before	After	Notes
MON	Breakfast			
__/__/__	Lunch			
Feeling	Dinner			
☆☆☆☆☆	Bedtime			
TUE	Breakfast			
__/__/__	Lunch			
Feeling	Dinner			
☆☆☆☆☆	Bedtime			
WED	Breakfast			
__/__/__	Lunch			
Feeling	Dinner			
☆☆☆☆☆	Bedtime			
THU	Breakfast			
__/__/__	Lunch			
Feeling	Dinner			
☆☆☆☆☆	Bedtime			
FRI	Breakfast			
__/__/__	Lunch			
Feeling	Dinner			
☆☆☆☆☆	Bedtime			
SAT	Breakfast			
__/__/__	Lunch			
Feeling	Dinner			
☆☆☆☆☆	Bedtime			
SUN	Breakfast			
__/__/__	Lunch			
Feeling	Dinner			
☆☆☆☆☆	Bedtime			

Week _____   Weight _____

| Date | Meal | BLOOD SUGAR | | Notes |
		Before	After	
MON ___/___/___ Feeling ☆☆☆☆☆	Breakfast			
	Lunch			
	Dinner			
	Bedtime			
TUE ___/___/___ Feeling ☆☆☆☆☆	Breakfast			
	Lunch			
	Dinner			
	Bedtime			
WED ___/___/___ Feeling ☆☆☆☆☆	Breakfast			
	Lunch			
	Dinner			
	Bedtime			
THU ___/___/___ Feeling ☆☆☆☆☆	Breakfast			
	Lunch			
	Dinner			
	Bedtime			
FRI ___/___/___ Feeling ☆☆☆☆☆	Breakfast			
	Lunch			
	Dinner			
	Bedtime			
SAT ___/___/___ Feeling ☆☆☆☆☆	Breakfast			
	Lunch			
	Dinner			
	Bedtime			
SUN ___/___/___ Feeling ☆☆☆☆☆	Breakfast			
	Lunch			
	Dinner			
	Bedtime			

Week _____   Weight _____

| | | BLOOD SUGAR | | |
Date	Meal	Before	After	Notes
MON __/__/__ Feeling ☆☆☆☆☆	Breakfast			
	Lunch			
	Dinner			
	Bedtime			
TUE __/__/__ Feeling ☆☆☆☆☆	Breakfast			
	Lunch			
	Dinner			
	Bedtime			
WED __/__/__ Feeling ☆☆☆☆☆	Breakfast			
	Lunch			
	Dinner			
	Bedtime			
THU __/__/__ Feeling ☆☆☆☆☆	Breakfast			
	Lunch			
	Dinner			
	Bedtime			
FRI __/__/__ Feeling ☆☆☆☆☆	Breakfast			
	Lunch			
	Dinner			
	Bedtime			
SAT __/__/__ Feeling ☆☆☆☆☆	Breakfast			
	Lunch			
	Dinner			
	Bedtime			
SUN __/__/__ Feeling ☆☆☆☆☆	Breakfast			
	Lunch			
	Dinner			
	Bedtime			

Week _____   Weight _____

| | | BLOOD SUGAR | | |
Date	Meal	Before	After	Notes
MON	Breakfast			
__/__/__	Lunch			
Feeling	Dinner			
☆☆☆☆☆	Bedtime			
TUE	Breakfast			
__/__/__	Lunch			
Feeling	Dinner			
☆☆☆☆☆	Bedtime			
WED	Breakfast			
__/__/__	Lunch			
Feeling	Dinner			
☆☆☆☆☆	Bedtime			
THU	Breakfast			
__/__/__	Lunch			
Feeling	Dinner			
☆☆☆☆☆	Bedtime			
FRI	Breakfast			
__/__/__	Lunch			
Feeling	Dinner			
☆☆☆☆☆	Bedtime			
SAT	Breakfast			
__/__/__	Lunch			
Feeling	Dinner			
☆☆☆☆☆	Bedtime			
SUN	Breakfast			
__/__/__	Lunch			
Feeling	Dinner			
☆☆☆☆☆	Bedtime			

Week _____   Weight _____

Date	Meal	BLOOD SUGAR		Notes
		Before	**After**	
MON ___/___/___ Feeling ☆☆☆☆☆	Breakfast			
	Lunch			
	Dinner			
	Bedtime			
TUE ___/___/___ Feeling ☆☆☆☆☆	Breakfast			
	Lunch			
	Dinner			
	Bedtime			
WED ___/___/___ Feeling ☆☆☆☆☆	Breakfast			
	Lunch			
	Dinner			
	Bedtime			
THU ___/___/___ Feeling ☆☆☆☆☆	Breakfast			
	Lunch			
	Dinner			
	Bedtime			
FRI ___/___/___ Feeling ☆☆☆☆☆	Breakfast			
	Lunch			
	Dinner			
	Bedtime			
SAT ___/___/___ Feeling ☆☆☆☆☆	Breakfast			
	Lunch			
	Dinner			
	Bedtime			
SUN ___/___/___ Feeling ☆☆☆☆☆	Breakfast			
	Lunch			
	Dinner			
	Bedtime			

Week _____ Weight _____

| Date | Meal | BLOOD SUGAR | | Notes |
		Before	After	
MON	Breakfast			
__/__/__	Lunch			
Feeling	Dinner			
☆☆☆☆☆	Bedtime			
TUE	Breakfast			
__/__/__	Lunch			
Feeling	Dinner			
☆☆☆☆☆	Bedtime			
WED	Breakfast			
__/__/__	Lunch			
Feeling	Dinner			
☆☆☆☆☆	Bedtime			
THU	Breakfast			
__/__/__	Lunch			
Feeling	Dinner			
☆☆☆☆☆	Bedtime			
FRI	Breakfast			
__/__/__	Lunch			
Feeling	Dinner			
☆☆☆☆☆	Bedtime			
SAT	Breakfast			
__/__/__	Lunch			
Feeling	Dinner			
☆☆☆☆☆	Bedtime			
SUN	Breakfast			
__/__/__	Lunch			
Feeling	Dinner			
☆☆☆☆☆	Bedtime			

Week _____   Weight _____

		BLOOD SUGAR		
Date	Meal	Before	After	Notes
MON __/__/__ Feeling ☆☆☆☆☆	Breakfast			
	Lunch			
	Dinner			
	Bedtime			
TUE __/__/__ Feeling ☆☆☆☆☆	Breakfast			
	Lunch			
	Dinner			
	Bedtime			
WED __/__/__ Feeling ☆☆☆☆☆	Breakfast			
	Lunch			
	Dinner			
	Bedtime			
THU __/__/__ Feeling ☆☆☆☆☆	Breakfast			
	Lunch			
	Dinner			
	Bedtime			
FRI __/__/__ Feeling ☆☆☆☆☆	Breakfast			
	Lunch			
	Dinner			
	Bedtime			
SAT __/__/__ Feeling ☆☆☆☆☆	Breakfast			
	Lunch			
	Dinner			
	Bedtime			
SUN __/__/__ Feeling ☆☆☆☆☆	Breakfast			
	Lunch			
	Dinner			
	Bedtime			

Week _____   Weight _____

Date	Meal	BLOOD SUGAR		Notes
		Before	**After**	
MON	Breakfast			
__/__/__	Lunch			
Feeling	Dinner			
☆☆☆☆☆	Bedtime			
TUE	Breakfast			
__/__/__	Lunch			
Feeling	Dinner			
☆☆☆☆☆	Bedtime			
WED	Breakfast			
__/__/__	Lunch			
Feeling	Dinner			
☆☆☆☆☆	Bedtime			
THU	Breakfast			
__/__/__	Lunch			
Feeling	Dinner			
☆☆☆☆☆	Bedtime			
FRI	Breakfast			
__/__/__	Lunch			
Feeling	Dinner			
☆☆☆☆☆	Bedtime			
SAT	Breakfast			
__/__/__	Lunch			
Feeling	Dinner			
☆☆☆☆☆	Bedtime			
SUN	Breakfast			
__/__/__	Lunch			
Feeling	Dinner			
☆☆☆☆☆	Bedtime			

Week _____   Weight _____

Date	Meal	BLOOD SUGAR		Notes
		Before	After	
MON	Breakfast			
__/__/__	Lunch			
Feeling	Dinner			
☆☆☆☆☆	Bedtime			
TUE	Breakfast			
__/__/__	Lunch			
Feeling	Dinner			
☆☆☆☆☆	Bedtime			
WED	Breakfast			
__/__/__	Lunch			
Feeling	Dinner			
☆☆☆☆☆	Bedtime			
THU	Breakfast			
__/__/__	Lunch			
Feeling	Dinner			
☆☆☆☆☆	Bedtime			
FRI	Breakfast			
__/__/__	Lunch			
Feeling	Dinner			
☆☆☆☆☆	Bedtime			
SAT	Breakfast			
__/__/__	Lunch			
Feeling	Dinner			
☆☆☆☆☆	Bedtime			
SUN	Breakfast			
__/__/__	Lunch			
Feeling	Dinner			
☆☆☆☆☆	Bedtime			

Week _____   Weight _____

| Date | Meal | BLOOD SUGAR | | Notes |
		Before	After	
MON	Breakfast			
__/__/__	Lunch			
Feeling	Dinner			
☆☆☆☆☆	Bedtime			
TUE	Breakfast			
__/__/__	Lunch			
Feeling	Dinner			
☆☆☆☆☆	Bedtime			
WED	Breakfast			
__/__/__	Lunch			
Feeling	Dinner			
☆☆☆☆☆	Bedtime			
THU	Breakfast			
__/__/__	Lunch			
Feeling	Dinner			
☆☆☆☆☆	Bedtime			
FRI	Breakfast			
__/__/__	Lunch			
Feeling	Dinner			
☆☆☆☆☆	Bedtime			
SAT	Breakfast			
__/__/__	Lunch			
Feeling	Dinner			
☆☆☆☆☆	Bedtime			
SUN	Breakfast			
__/__/__	Lunch			
Feeling	Dinner			
☆☆☆☆☆	Bedtime			

Week _____   Weight _____

Date	Meal	BLOOD SUGAR		Notes
		Before	**After**	
MON	Breakfast			
__/__/__	Lunch			
Feeling ☆☆☆☆☆	Dinner			
	Bedtime			
TUE	Breakfast			
__/__/__	Lunch			
Feeling ☆☆☆☆☆	Dinner			
	Bedtime			
WED	Breakfast			
__/__/__	Lunch			
Feeling ☆☆☆☆☆	Dinner			
	Bedtime			
THU	Breakfast			
__/__/__	Lunch			
Feeling ☆☆☆☆☆	Dinner			
	Bedtime			
FRI	Breakfast			
__/__/__	Lunch			
Feeling ☆☆☆☆☆	Dinner			
	Bedtime			
SAT	Breakfast			
__/__/__	Lunch			
Feeling ☆☆☆☆☆	Dinner			
	Bedtime			
SUN	Breakfast			
__/__/__	Lunch			
Feeling ☆☆☆☆☆	Dinner			
	Bedtime			

Week _____ Weight _____

		BLOOD SUGAR		
Date	**Meal**	**Before**	**After**	**Notes**
MON	Breakfast			
__/__/__	Lunch			
Feeling	Dinner			
☆☆☆☆☆	Bedtime			
TUE	Breakfast			
__/__/__	Lunch			
Feeling	Dinner			
☆☆☆☆☆	Bedtime			
WED	Breakfast			
__/__/__	Lunch			
Feeling	Dinner			
☆☆☆☆☆	Bedtime			
THU	Breakfast			
__/__/__	Lunch			
Feeling	Dinner			
☆☆☆☆☆	Bedtime			
FRI	Breakfast			
__/__/__	Lunch			
Feeling	Dinner			
☆☆☆☆☆	Bedtime			
SAT	Breakfast			
__/__/__	Lunch			
Feeling	Dinner			
☆☆☆☆☆	Bedtime			
SUN	Breakfast			
__/__/__	Lunch			
Feeling	Dinner			
☆☆☆☆☆	Bedtime			

Week _____ Weight _____

Date	Meal	BLOOD SUGAR		Notes
		Before	After	
MON	Breakfast			
__/__/__	Lunch			
Feeling	Dinner			
☆☆☆☆☆	Bedtime			
TUE	Breakfast			
__/__/__	Lunch			
Feeling	Dinner			
☆☆☆☆☆	Bedtime			
WED	Breakfast			
__/__/__	Lunch			
Feeling	Dinner			
☆☆☆☆☆	Bedtime			
THU	Breakfast			
__/__/__	Lunch			
Feeling	Dinner			
☆☆☆☆☆	Bedtime			
FRI	Breakfast			
__/__/__	Lunch			
Feeling	Dinner			
☆☆☆☆☆	Bedtime			
SAT	Breakfast			
__/__/__	Lunch			
Feeling	Dinner			
☆☆☆☆☆	Bedtime			
SUN	Breakfast			
__/__/__	Lunch			
Feeling	Dinner			
☆☆☆☆☆	Bedtime			

Week _____   Weight _____

		BLOOD SUGAR		
Date	Meal	Before	After	Notes
MON ___/___/___ Feeling ☆☆☆☆☆	Breakfast			
	Lunch			
	Dinner			
	Bedtime			
TUE ___/___/___ Feeling ☆☆☆☆☆	Breakfast			
	Lunch			
	Dinner			
	Bedtime			
WED ___/___/___ Feeling ☆☆☆☆☆	Breakfast			
	Lunch			
	Dinner			
	Bedtime			
THU ___/___/___ Feeling ☆☆☆☆☆	Breakfast			
	Lunch			
	Dinner			
	Bedtime			
FRI ___/___/___ Feeling ☆☆☆☆☆	Breakfast			
	Lunch			
	Dinner			
	Bedtime			
SAT ___/___/___ Feeling ☆☆☆☆☆	Breakfast			
	Lunch			
	Dinner			
	Bedtime			
SUN ___/___/___ Feeling ☆☆☆☆☆	Breakfast			
	Lunch			
	Dinner			
	Bedtime			

Week _____   Weight _____

Date	Meal	BLOOD SUGAR		Notes
		Before	**After**	
MON	Breakfast			
__/__/__	Lunch			
Feeling	Dinner			
☆☆☆☆☆	Bedtime			
TUE	Breakfast			
__/__/__	Lunch			
Feeling	Dinner			
☆☆☆☆☆	Bedtime			
WED	Breakfast			
__/__/__	Lunch			
Feeling	Dinner			
☆☆☆☆☆	Bedtime			
THU	Breakfast			
__/__/__	Lunch			
Feeling	Dinner			
☆☆☆☆☆	Bedtime			
FRI	Breakfast			
__/__/__	Lunch			
Feeling	Dinner			
☆☆☆☆☆	Bedtime			
SAT	Breakfast			
__/__/__	Lunch			
Feeling	Dinner			
☆☆☆☆☆	Bedtime			
SUN	Breakfast			
__/__/__	Lunch			
Feeling	Dinner			
☆☆☆☆☆	Bedtime			

Week _____   Weight _____

| | | BLOOD SUGAR | | |
Date	Meal	Before	After	Notes
MON	Breakfast			
___/___/___	Lunch			
Feeling	Dinner			
☆☆☆☆☆	Bedtime			
TUE	Breakfast			
___/___/___	Lunch			
Feeling	Dinner			
☆☆☆☆☆	Bedtime			
WED	Breakfast			
___/___/___	Lunch			
Feeling	Dinner			
☆☆☆☆☆	Bedtime			
THU	Breakfast			
___/___/___	Lunch			
Feeling	Dinner			
☆☆☆☆☆	Bedtime			
FRI	Breakfast			
___/___/___	Lunch			
Feeling	Dinner			
☆☆☆☆☆	Bedtime			
SAT	Breakfast			
___/___/___	Lunch			
Feeling	Dinner			
☆☆☆☆☆	Bedtime			
SUN	Breakfast			
___/___/___	Lunch			
Feeling	Dinner			
☆☆☆☆☆	Bedtime			

Week _____   Weight _____

| | | BLOOD SUGAR | | |
Date	Meal	Before	After	Notes
MON	Breakfast			
__/__/__	Lunch			
Feeling	Dinner			
☆☆☆☆☆	Bedtime			
TUE	Breakfast			
__/__/__	Lunch			
Feeling	Dinner			
☆☆☆☆☆	Bedtime			
WED	Breakfast			
__/__/__	Lunch			
Feeling	Dinner			
☆☆☆☆☆	Bedtime			
THU	Breakfast			
__/__/__	Lunch			
Feeling	Dinner			
☆☆☆☆☆	Bedtime			
FRI	Breakfast			
__/__/__	Lunch			
Feeling	Dinner			
☆☆☆☆☆	Bedtime			
SAT	Breakfast			
__/__/__	Lunch			
Feeling	Dinner			
☆☆☆☆☆	Bedtime			
SUN	Breakfast			
__/__/__	Lunch			
Feeling	Dinner			
☆☆☆☆☆	Bedtime			

Week _____   Weight _____

		BLOOD SUGAR		
Date	**Meal**	**Before**	**After**	**Notes**
MON	Breakfast			
__/__/__	Lunch			
Feeling	Dinner			
☆☆☆☆☆	Bedtime			
TUE	Breakfast			
__/__/__	Lunch			
Feeling	Dinner			
☆☆☆☆☆	Bedtime			
WED	Breakfast			
__/__/__	Lunch			
Feeling	Dinner			
☆☆☆☆☆	Bedtime			
THU	Breakfast			
__/__/__	Lunch			
Feeling	Dinner			
☆☆☆☆☆	Bedtime			
FRI	Breakfast			
__/__/__	Lunch			
Feeling	Dinner			
☆☆☆☆☆	Bedtime			
SAT	Breakfast			
__/__/__	Lunch			
Feeling	Dinner			
☆☆☆☆☆	Bedtime			
SUN	Breakfast			
__/__/__	Lunch			
Feeling	Dinner			
☆☆☆☆☆	Bedtime			

Week _____   Weight _____

Date	Meal	BLOOD SUGAR		Notes
		Before	After	
MON	Breakfast			
__/__/__	Lunch			
Feeling	Dinner			
☆☆☆☆☆	Bedtime			
TUE	Breakfast			
__/__/__	Lunch			
Feeling	Dinner			
☆☆☆☆☆	Bedtime			
WED	Breakfast			
__/__/__	Lunch			
Feeling	Dinner			
☆☆☆☆☆	Bedtime			
THU	Breakfast			
__/__/__	Lunch			
Feeling	Dinner			
☆☆☆☆☆	Bedtime			
FRI	Breakfast			
__/__/__	Lunch			
Feeling	Dinner			
☆☆☆☆☆	Bedtime			
SAT	Breakfast			
__/__/__	Lunch			
Feeling	Dinner			
☆☆☆☆☆	Bedtime			
SUN	Breakfast			
__/__/__	Lunch			
Feeling	Dinner			
☆☆☆☆☆	Bedtime			

Week _____   Weight _____

| | | BLOOD SUGAR | | |
Date	Meal	Before	After	Notes
MON __/__/__ **Feeling** ☆☆☆☆☆	Breakfast			
	Lunch			
	Dinner			
	Bedtime			
TUE __/__/__ **Feeling** ☆☆☆☆☆	Breakfast			
	Lunch			
	Dinner			
	Bedtime			
WED __/__/__ **Feeling** ☆☆☆☆☆	Breakfast			
	Lunch			
	Dinner			
	Bedtime			
THU __/__/__ **Feeling** ☆☆☆☆☆	Breakfast			
	Lunch			
	Dinner			
	Bedtime			
FRI __/__/__ **Feeling** ☆☆☆☆☆	Breakfast			
	Lunch			
	Dinner			
	Bedtime			
SAT __/__/__ **Feeling** ☆☆☆☆☆	Breakfast			
	Lunch			
	Dinner			
	Bedtime			
SUN __/__/__ **Feeling** ☆☆☆☆☆	Breakfast			
	Lunch			
	Dinner			
	Bedtime			

Week _____   Weight _____

| Date | Meal | BLOOD SUGAR | | Notes |
		Before	After	
MON ___/___/___ **Feeling** ☆☆☆☆☆	Breakfast			
	Lunch			
	Dinner			
	Bedtime			
TUE ___/___/___ **Feeling** ☆☆☆☆☆	Breakfast			
	Lunch			
	Dinner			
	Bedtime			
WED ___/___/___ **Feeling** ☆☆☆☆☆	Breakfast			
	Lunch			
	Dinner			
	Bedtime			
THU ___/___/___ **Feeling** ☆☆☆☆☆	Breakfast			
	Lunch			
	Dinner			
	Bedtime			
FRI ___/___/___ **Feeling** ☆☆☆☆☆	Breakfast			
	Lunch			
	Dinner			
	Bedtime			
SAT ___/___/___ **Feeling** ☆☆☆☆☆	Breakfast			
	Lunch			
	Dinner			
	Bedtime			
SUN ___/___/___ **Feeling** ☆☆☆☆☆	Breakfast			
	Lunch			
	Dinner			
	Bedtime			

Week _____   Weight _____

		BLOOD SUGAR		
Date	Meal	Before	After	Notes
MON	Breakfast			
__/__/__	Lunch			
Feeling	Dinner			
☆☆☆☆☆	Bedtime			
TUE	Breakfast			
__/__/__	Lunch			
Feeling	Dinner			
☆☆☆☆☆	Bedtime			
WED	Breakfast			
__/__/__	Lunch			
Feeling	Dinner			
☆☆☆☆☆	Bedtime			
THU	Breakfast			
__/__/__	Lunch			
Feeling	Dinner			
☆☆☆☆☆	Bedtime			
FRI	Breakfast			
__/__/__	Lunch			
Feeling	Dinner			
☆☆☆☆☆	Bedtime			
SAT	Breakfast			
__/__/__	Lunch			
Feeling	Dinner			
☆☆☆☆☆	Bedtime			
SUN	Breakfast			
__/__/__	Lunch			
Feeling	Dinner			
☆☆☆☆☆	Bedtime			

Week _____   Weight _____

| | | BLOOD SUGAR | | |
Date	Meal	Before	After	Notes
MON __/__/__ Feeling ☆☆☆☆☆	Breakfast			
	Lunch			
	Dinner			
	Bedtime			
TUE __/__/__ Feeling ☆☆☆☆☆	Breakfast			
	Lunch			
	Dinner			
	Bedtime			
WED __/__/__ Feeling ☆☆☆☆☆	Breakfast			
	Lunch			
	Dinner			
	Bedtime			
THU __/__/__ Feeling ☆☆☆☆☆	Breakfast			
	Lunch			
	Dinner			
	Bedtime			
FRI __/__/__ Feeling ☆☆☆☆☆	Breakfast			
	Lunch			
	Dinner			
	Bedtime			
SAT __/__/__ Feeling ☆☆☆☆☆	Breakfast			
	Lunch			
	Dinner			
	Bedtime			
SUN __/__/__ Feeling ☆☆☆☆☆	Breakfast			
	Lunch			
	Dinner			
	Bedtime			

Week _____   Weight _____

Date	Meal	BLOOD SUGAR		Notes
		Before	After	
MON	Breakfast			
__/__/__	Lunch			
Feeling	Dinner			
☆☆☆☆☆	Bedtime			
TUE	Breakfast			
__/__/__	Lunch			
Feeling	Dinner			
☆☆☆☆☆	Bedtime			
WED	Breakfast			
__/__/__	Lunch			
Feeling	Dinner			
☆☆☆☆☆	Bedtime			
THU	Breakfast			
__/__/__	Lunch			
Feeling	Dinner			
☆☆☆☆☆	Bedtime			
FRI	Breakfast			
__/__/__	Lunch			
Feeling	Dinner			
☆☆☆☆☆	Bedtime			
SAT	Breakfast			
__/__/__	Lunch			
Feeling	Dinner			
☆☆☆☆☆	Bedtime			
SUN	Breakfast			
__/__/__	Lunch			
Feeling	Dinner			
☆☆☆☆☆	Bedtime			

Week _____   Weight _____

		BLOOD SUGAR		
Date	Meal	Before	After	Notes
MON	Breakfast			
__/__/__	Lunch			
Feeling	Dinner			
☆☆☆☆☆	Bedtime			
TUE	Breakfast			
__/__/__	Lunch			
Feeling	Dinner			
☆☆☆☆☆	Bedtime			
WED	Breakfast			
__/__/__	Lunch			
Feeling	Dinner			
☆☆☆☆☆	Bedtime			
THU	Breakfast			
__/__/__	Lunch			
Feeling	Dinner			
☆☆☆☆☆	Bedtime			
FRI	Breakfast			
__/__/__	Lunch			
Feeling	Dinner			
☆☆☆☆☆	Bedtime			
SAT	Breakfast			
__/__/__	Lunch			
Feeling	Dinner			
☆☆☆☆☆	Bedtime			
SUN	Breakfast			
__/__/__	Lunch			
Feeling	Dinner			
☆☆☆☆☆	Bedtime			

Week _____   Weight _____

		BLOOD SUGAR		
Date	**Meal**	**Before**	**After**	**Notes**
MON	Breakfast			
__/__/__	Lunch			
Feeling	Dinner			
☆☆☆☆☆	Bedtime			
TUE	Breakfast			
__/__/__	Lunch			
Feeling	Dinner			
☆☆☆☆☆	Bedtime			
WED	Breakfast			
__/__/__	Lunch			
Feeling	Dinner			
☆☆☆☆☆	Bedtime			
THU	Breakfast			
__/__/__	Lunch			
Feeling	Dinner			
☆☆☆☆☆	Bedtime			
FRI	Breakfast			
__/__/__	Lunch			
Feeling	Dinner			
☆☆☆☆☆	Bedtime			
SAT	Breakfast			
__/__/__	Lunch			
Feeling	Dinner			
☆☆☆☆☆	Bedtime			
SUN	Breakfast			
__/__/__	Lunch			
Feeling	Dinner			
☆☆☆☆☆	Bedtime			

Week _____   Weight _____

Date	Meal	BLOOD SUGAR		Notes
		Before	After	
MON ___/___/___ Feeling ☆☆☆☆☆	Breakfast			
	Lunch			
	Dinner			
	Bedtime			
TUE ___/___/___ Feeling ☆☆☆☆☆	Breakfast			
	Lunch			
	Dinner			
	Bedtime			
WED ___/___/___ Feeling ☆☆☆☆☆	Breakfast			
	Lunch			
	Dinner			
	Bedtime			
THU ___/___/___ Feeling ☆☆☆☆☆	Breakfast			
	Lunch			
	Dinner			
	Bedtime			
FRI ___/___/___ Feeling ☆☆☆☆☆	Breakfast			
	Lunch			
	Dinner			
	Bedtime			
SAT ___/___/___ Feeling ☆☆☆☆☆	Breakfast			
	Lunch			
	Dinner			
	Bedtime			
SUN ___/___/___ Feeling ☆☆☆☆☆	Breakfast			
	Lunch			
	Dinner			
	Bedtime			

Week _____   Weight _____

| | | BLOOD SUGAR | | |
Date	Meal	Before	After	Notes
MON	Breakfast			
__/__/__	Lunch			
Feeling	Dinner			
☆☆☆☆☆	Bedtime			
TUE	Breakfast			
__/__/__	Lunch			
Feeling	Dinner			
☆☆☆☆☆	Bedtime			
WED	Breakfast			
__/__/__	Lunch			
Feeling	Dinner			
☆☆☆☆☆	Bedtime			
THU	Breakfast			
__/__/__	Lunch			
Feeling	Dinner			
☆☆☆☆☆	Bedtime			
FRI	Breakfast			
__/__/__	Lunch			
Feeling	Dinner			
☆☆☆☆☆	Bedtime			
SAT	Breakfast			
__/__/__	Lunch			
Feeling	Dinner			
☆☆☆☆☆	Bedtime			
SUN	Breakfast			
__/__/__	Lunch			
Feeling	Dinner			
☆☆☆☆☆	Bedtime			

Week _____   Weight _____

Date	Meal	BLOOD SUGAR		Notes
		Before	After	
MON	Breakfast			
__/__/__	Lunch			
Feeling	Dinner			
☆☆☆☆☆	Bedtime			
TUE	Breakfast			
__/__/__	Lunch			
Feeling	Dinner			
☆☆☆☆☆	Bedtime			
WED	Breakfast			
__/__/__	Lunch			
Feeling	Dinner			
☆☆☆☆☆	Bedtime			
THU	Breakfast			
__/__/__	Lunch			
Feeling	Dinner			
☆☆☆☆☆	Bedtime			
FRI	Breakfast			
__/__/__	Lunch			
Feeling	Dinner			
☆☆☆☆☆	Bedtime			
SAT	Breakfast			
__/__/__	Lunch			
Feeling	Dinner			
☆☆☆☆☆	Bedtime			
SUN	Breakfast			
__/__/__	Lunch			
Feeling	Dinner			
☆☆☆☆☆	Bedtime			

Week _____   Weight _____

Date	Meal	BLOOD SUGAR		Notes
		Before	After	
MON	Breakfast			
__/__/__	Lunch			
Feeling	Dinner			
☆☆☆☆☆	Bedtime			
TUE	Breakfast			
__/__/__	Lunch			
Feeling	Dinner			
☆☆☆☆☆	Bedtime			
WED	Breakfast			
__/__/__	Lunch			
Feeling	Dinner			
☆☆☆☆☆	Bedtime			
THU	Breakfast			
__/__/__	Lunch			
Feeling	Dinner			
☆☆☆☆☆	Bedtime			
FRI	Breakfast			
__/__/__	Lunch			
Feeling	Dinner			
☆☆☆☆☆	Bedtime			
SAT	Breakfast			
__/__/__	Lunch			
Feeling	Dinner			
☆☆☆☆☆	Bedtime			
SUN	Breakfast			
__/__/__	Lunch			
Feeling	Dinner			
☆☆☆☆☆	Bedtime			

NOTES

NOTES

Made in United States
North Haven, CT
07 April 2025